社会风俗系列

# 养生史话

## A Brief History of Health Care in China

**罗时铭** / 著

社会科学文献出版社
SOCIAL SCIENCES ACADEMIC PRESS (CHINA)

图书在版编目（CIP）数据

养生史话/罗时铭著．—北京：社会科学文献出版
社，2012.3
（中国史话）
ISBN 978 - 7 - 5097 - 2931 - 1

Ⅰ.①养… Ⅱ.①罗… Ⅲ.①养生（中医）- 中
国 - 古代 Ⅳ.①R212

中国版本图书馆 CIP 数据核字（2011）第 253877 号

## "十二五"国家重点出版规划项目

**中国史话·社会风俗系列**

# 养生史话

著　　者／罗时铭

出 版 人／谢寿光
出 版 者／社会科学文献出版社
地　　址／北京市西城区北三环中路甲 29 号院 3 号楼华龙大厦
邮政编码／100029

责任部门／人文分社（010）59367215
电子信箱／renwen@ ssap. cn
责任编辑／宋淑洁
责任校对／白秀君
责任印制／岳　阳
总 经 销／社会科学文献出版社发行部
　　　　　（010）59367081　59367089
读者服务／读者服务中心（010）59367028

印　　装／北京画中画印刷有限公司
开　　本／889mm×1194mm　1/32　印张／7.125
版　　次／2012 年 3 月第 1 版　　字数／139 千字
印　　次／2012 年 3 月第 1 次印刷
书　　号／ISBN 978 - 7 - 5097 - 2931 - 1
定　　价／15.00 元

# 总　序

中国是一个有着悠久文化历史的古老国度，从传说中的三皇五帝到中华人民共和国的建立，生活在这片土地上的人们从来都没有停止过探寻、创造的脚步。长沙马王堆出土的轻若烟雾、薄如蝉翼的素纱衣向世人昭示着古人在丝绸纺织、制作方面所达到的高度；敦煌莫高窟近五百个洞窟中的两千多尊彩塑雕像和大量的彩绘壁画又向世人显示了古人在雕塑和绘画方面所取得的成绩；还有青铜器、唐三彩、园林建筑、宫殿建筑，以及书法、诗歌、茶道、中医等物质与非物质文化遗产，它们无不向世人展示了中华五千年文化的灿烂与辉煌，展示了中国这一古老国度的魅力与绚烂。这是一份宝贵的遗产，值得我们每一位炎黄子孙珍视。

历史不会永远眷顾任何一个民族或一个国家，当世界进入近代之时，曾经一千多年雄踞世界发展高峰的古老中国，从巅峰跌落。1840 年鸦片战争的炮声打破了清帝国"天朝上国"的迷梦，从此中国沦为被列强宰割的羔羊。一个个不平等条约的签订，不仅使中国大量的白银外流，更使中国的领土一步步被列强侵占，国库亏空，民不聊生。东方古国曾经拥有的辉煌，也随着西方列强坚船利炮的轰击而烟消云散，中国一步步堕入了半殖民地的深渊。不甘屈服的中国人民也由此开始了救国救民、富国图强的抗争之路。从洋务运动到维新变法，从太平天国到辛亥革命，从五四运动到中国共产党领导的新民主主义革命，中国人民屡败屡战，终于认识到了"只有社会主义才能救中国，只有社会主义才能发展中国"这一道理。中国共产党领导中国人民推倒三座大山，建立了新中国，从此饱受屈辱与蹂躏的中国人民站起来了。古老的中国焕发出新的生机与活力，摆脱了任人宰割与欺侮的历史，屹立于世界民族之林。每一位中华儿女应当了解中华民族数千年的文明史，也应当牢记鸦片战争以来一百多年民族屈辱的历史。

当我们步入全球化大潮的 21 世纪，信息技术革命迅猛发展，地区之间的交流壁垒被互联网之类的新兴交流工具所打破，世界的多元性展示在世人面前。世界上任何一个区域都不可避免地存在着两种以上文化的交汇与碰撞，但不可否认的是，近些年来，随着市场经济的大潮，西方文化扑面而来，有些人唯西方为时尚，把民族的传统丢在一边。大批年轻人甚至比西方人还热衷于圣诞节、情人节与洋快餐，对我国各民族的重大节日以及中国历史的基本知识却茫然无知，这是中华民族实现复兴大业中的重大忧患。

中国之所以为中国，中华民族之所以历数千年而不分离，根基就在于五千年来一脉相传的中华文明。如果丢弃了千百年来一脉相承的文化，任凭外来文化随意浸染，很难设想13亿中国人到哪里去寻找民族向心力和凝聚力。在推进社会主义现代化、实现民族复兴的伟大事业中，大力弘扬优秀的中华民族文化和民族精神，弘扬中华文化的爱国主义传统和民族自尊意识，在建设中国特色社会主义的进程中，构建具有中国特色的文化价值体系，光大中华民族的优秀传统文化是一件任重而道远的事业。

当前，我国进入了经济体制深刻变革、社会结构深刻变动、利益格局深刻调整、思想观念深刻变化的新的历史时期。面对新的历史任务和来自各方的新挑战，全党和全国人民都需要学习和把握社会主义核心价值体系，进一步形成全社会共同的理想信念和道德规范，打牢全党全国各族人民团结奋斗的思想道德基础，形成全民族奋发向上的精神力量，这是我们建设社会主义和谐社会的思想保证。中国社会科学院作为国家社会科学研究的机构，有责任为此作出贡献。我们在编写出版《中华文明史话》与《百年中国史话》的基础上，组织院内外各研究领域的专家，融合近年来的最新研究，编辑出版大型历史知识系列丛书——《中国史话》，其目的就在于为广大人民群众尤其是青少年提供一套较为完整、准确地介绍中国历史和传统文化的普及类系列丛书，从而使生活在信息时代的人们尤其是青少年能够了解自己祖先的历史，在东西南北文化的交流中由知己到知彼，善于取人之长补己之短，在中国与世界各国愈来愈深的文化交融中，保持自己的本色与特色，将中华民族自强不息、厚德载物的精神永远发扬下去。

《中国史话》系列丛书首批计 200 种，每种 10 万字左右，主要从政治、经济、文化、军事、哲学、艺术、科技、饮食、服饰、交通、建筑等各个方面介绍了从古至今数千年来中华文明发展和变迁的历史。这些历史不仅展现了中华五千年文化的辉煌，展现了先民的智慧与创造精神，而且展现了中国人民的不屈与抗争精神。我们衷心地希望这套普及历史知识的丛书对广大人民群众进一步了解中华民族的优秀文化传统，增强民族自尊心和自豪感发挥应有的作用，鼓舞广大人民群众特别是新一代的劳动者和建设者在建设中国特色社会主义的道路上不断阔步前进，为我们祖国美好的未来贡献更大的力量。

陈奎元

2011 年 4 月

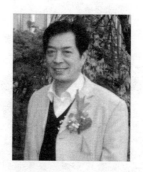

⊙ 罗时铭

作者小传

  罗时铭,江苏东台人,1953年2月生,历史学博士。现为苏州大学体育学院教授、博士生导师。主要社会兼职:东北亚体育运动史学会理事、中国体育科学学会体育史分会常务委员、江苏省体育科学学会常务理事。曾两渡扶桑,主要从事体育历史文化方面的教学和研究工作。已出版个人专著8部,与他人合著或主编、参编教材11部,发表学术论文近百篇。目前在研项目有国家社科基金和江苏省哲学社会科学项目各一个。

# 目　录

序 ……………………………………………………… 1

**第一章　西周以前养生活动的萌芽** ……………… 1

一　原始人的养生活动 ……………………… 1

二　殷商人的长寿意识 ……………………… 4

三　西周对长寿的重视与研究 ……………… 9

**第二章　春秋战国养生研究的兴起** ………… 11

一　诸子百家的养生观 ……………………… 11

二　社会流行的养生术 ……………………… 30

**第三章　秦汉三国养生的发展与进步** ……… 36

一　养生思想的争论 ………………………… 36

二　养生方法的发展 ………………………… 43

三　养生代表人物档案 ……………………… 60

**第四章　两晋南北朝养生的多元发展** ……… 65

一　玄学与养生 ……………………………… 66

二　道教与养生 ·············· 72

三　佛教与养生 ·············· 81

四　医学与养生 ·············· 84

五　儒学与养生 ·············· 87


第五章　隋唐五代养生的实用与实效 ······· 91

一　统治者热衷于养生之道 ·········· 92

二　巢元方的宣导法 ············· 94

三　孙思邈的养生法 ············· 98

四　司马承祯论养生 ············· 110

五　吕洞宾的炼丹术 ············· 117

六　施肩吾的养生观 ············· 120

七　白居易的养生诗 ············· 121


第六章　宋元时期养生发展的新趋势 ······· 124

一　汇集前人的养生资料 ··········· 125

二　综合前人的养生经验 ··········· 129

三　创编有套路的导引动作 ·········· 133

四　医家养生有新的发展 ··········· 140

五　知识分子对养生的研习 ·········· 152


第七章　明清两代养生的继承、发展与创新 ····· 166

一　养生专著大量涌现 ············ 167

二　对吐纳行气术的整理 ··········· 169

三　对健身导引术的改造 ··········· 173

四　对医疗导引术的整合 …………………… 183

五　创编易筋经和太极拳 …………………… 187

六　颜元的养生理论 ………………………… 191

**参考书目** ………………………………………… 194

**后　记** ………………………………………… 196

# 序

　　人的健康长寿问题历来是人类关注的重要话题，古今中外概莫能外。然而，只有中国古人在研究生命活动问题的过程中，逐渐形成了自己一整套独特、科学的理论和方法体系，并影响着世界，这就是养生。所谓养者，保养、调养、补养之意也；所谓生者，生命、生存、生长之意也。可见，养生，用现在的话说就是保健长寿。

　　从现代学科分类来看，养生当属于体育学范畴而不是医学。因为现代医学主要是"治已病"，而只有体育学才负责"治未病"。但是古代学科分类不像现在这样精细，所以我们看到，古代养生通常也是医学大家们所必须研究的重要问题之一。如《黄帝内经》中反复强调，要"不治已病治未病"。唐代医学家孙思邈更是明确指出："上医（上等医生），治未病之病；中医（中等医生），治欲病之病；下医（低等医生），治已病之病。"① 由此可见，古人早已认识到人的健康长寿，

---

　　① 《千金宝要》。

1

"防于先"才是最重要的。而这一认识和现代体育学所倡导的"体育应是一种现代生活方式",应是"现代人生活内容的一部分"的理论,无疑有着异曲同工之妙。

所以在现代社会,体育学倡导的是"全民健身",而医学倡导的则是"全民医保",这是反映在有关人类健康长寿建设工程上的两种不同的理念。前者所表现的更是一种主动积极的生命养护态度,重在防患于未然;而后者给人的感觉更似乎是一种消极无奈的应对之举,重在基本保障。因此,从这个意义上说,中国古代养生所留给现代社会的当是一种人类超前的最为先进的健康生活理念。

在中国,有关养生一词的出现,最早是在《庄子》一书中。"文惠君曰:'善哉!吾闻庖丁之言,得养生焉。'"① 但有关养生的活动,则可以追溯到原始社会末期的"消肿舞"。如《吕氏春秋·古乐》载:"昔陶唐氏之始,阴多滞伏而湛积,水道壅塞,不行其原,民气郁阏而滞著,筋骨瑟缩不达,故作为舞以宣导之。"后来在殷商时期,人们又产生了较为明确的"寿夭观"。如《尚书·洪范》说:"人有五福。为寿,为康宁。何为寿?寿者,寿命也。"它属于生命观念中的数量标准,指的是人类生命延续的时间长度,古人将其定位在60岁以上。所以《庄子·盗跖》中有"人,上寿百岁、中寿八十、下寿六十"的说法。当然,寿命还应包括生命观念中的质量标准,即人体康宁之说,

---

① 《庄子·养生主》。

强调的是生命过程中人的一生平安和无疾病要求。由此可见，古人所说的"寿"，当包括健康和长寿两层含义而与"夭"相对。什么是夭？《尚书·洪范》的理论是：为凶，为短，为折。凶者，未龀而亡；短者，未冠而亡；折者，未婚而亡。这些都属于夭的范畴。因此，"避夭求寿"便成为商代以及后来社会人们普遍追求的养生目标。所以《诗经》中对人的美好祝愿，常常是用"万寿无疆"、"寿考万年"的美妙诗句来形容。

养生，是中国长期历史文化积淀的产物，闪耀着华夏文化特有的智慧和光芒。中国传统哲学中的阴阳学说和五行学说，是它重要的思想理论基础；中国传统医学中的脏象学说和经络学说，是它重要的科学理论来源。中国养生强调的是一个系统工程，强调的是一种整体综合效益，因而它所涉及的学科内容，不仅有中国传统的营养学、药物学、环境学等自然科学，而且包括社会学、情感学等人文社会科学。正是在这些学科已有成果的基础上，中国养生逐渐形成了自己独特的理论体系和方法体系。其理论体系中，有系统观理论、精气神理论等；其方法体系中，有饮食起居、滋补锻炼等。即使锻炼一项，又有养形与养神、动养与静养、生理预防与心理调适等的不同，从而表现了中国养生的多维度和多层次。

中国养生在五千年华夏文明中，经历了自己的历史流变。从原始社会对生命活动的朦胧认识，到夏商西周养生长寿意识的产生，再到后来的春秋战国时期，养生已成为一门专门学问而普遍受到社会的高度关注。特别是诸子百家，在他们讨论社会政治、经济、文化、教育等问题时，亦会或多或少地涉及人的养生问题，由此在理论和实践的结合上，为后世初步构建起了一个有关中国养生的粗略体系。从此，有关养生问题的讨论不绝于史书，并最终汇聚成一个庞大的知识宝库。

例如秦汉三国时期，无论是唯心论者还是唯物论者，均会在探讨相关哲学命题时根据自己的研究视角讨论养生问题，从而推动了秦汉三国养生理论的发展与进步。伟大的医学家华佗，更是依据自己的认识并结合医疗实践活动而创编了著名的"五禽戏"，由此开了以套路为形式的中国导引养生之先河。两晋南北朝时期，中国养生出现了分别与玄学、道教、佛教相结合的分流发展趋势，并最终形成了玄学养生、道教养生、佛教养生等不同的主要养生流派。

在隋唐五代，由于统治者热衷于养生之道，加之医学大家巢元方、孙思邈等人的引领，这一时期的养生不仅进入了医学范畴，而且走上了注重实效和讲究实用的发展道路。宋元时期，人们开始注意对前人的养生资料进行广泛搜集与整理，并汇编成册，从而为后世养生的传承与发展，留下了极其宝贵的历史文献资料。而生活在明清两代的学者，他们既注意对传统养生理论的继承与发展，又同时开始对传统养生方法进行改造与创新，从而最终完善了古代养生学说。

一言以蔽之，正是由于古人对生命活动的注意和对健康长寿的渴望，以及对生命数量和质量的不断追求，才有了独树一帜的中国养生；正是由于不同历史时期广大学者的孜孜不倦和不懈努力，才可能产生出色彩斑斓和千姿百态的养生理论与方法，并最终成为我国古代文化宝库中一颗璀璨的明珠。以至于当我们今天回首中国养生发展历史的时候，不得不为她的博大精深而惊叹不已，也不得不为她的科学实用而拍案叫绝。难道不是吗？

所以本书的目的不仅是将中国古代养生的发展过程粗略地勾画出来，以呈现出一条养生发展的历史主线，还想通过对一些养生原著中具体养生方法的采撷，以引发今人的解读与共鸣，从而更好地为现代社会生活的健康活动服务。

若此，则幸甚焉！

# 第一章 西周以前养生活动的萌芽

中国古代养生一词的出现，虽然最早只出现在春秋战国时期的《庄子》一书中，但有关养生的活动和对养生的初步认识，则可以追溯到原始社会末期和夏商奴隶社会时期。例如在原始社会末期，已经出现了具有养生性质的体育保健活动——"消肿舞"。到了夏商西周，已经出现了朦胧的养生思想认识。具体表现在开始重视和研究长寿以及与长寿有关的问题。因此说，我国古代养生同其他文化遗产一样，有着源远流长的历史。

 ## 原始人的养生活动

中华民族历史的发展，和世界上许多民族一样，也曾经历过漫长的原始时期。从大约距今 170 万年前的元谋人到大约距今 4100 年的尧舜时代，为我国的原始社会。长达 100 多万年的中国原始社会的基本特点是：生产力极其低下，原始人要付出极其艰苦的劳动和巨大的牺牲，并依靠集体的力量，方能维持最低的生活。因此，原始人的生命极短，幼童多夭亡。现代考古学家曾在北京的周口店地区发现了 40 多个原始人的个体尸体，据分析，其中约有三分之一的人没能活到 14 岁就死了。原始人生命极短的一个重要原因，就是由于疾病的折磨。《韩非子·五蠹》曾说："上古之世，民食蜾蠃蚌蛤，腥臊恶臭，而伤害脾胃，民多疾病。"在这样的情况下，为了抵御疾病、增进健康，"故世传禹病偏枯，足不相过，至今称禹步是也"。①这是说大禹因长年累月治理江河与潮湿环境相处而患了偏枯病，为战胜这种疾病，大禹发明了一种称为"禹步"的健身方法。由此，我们从中已经模糊地看到了原始人进行养生活动的某些痕迹。

另外，在《吕氏春秋·古乐》中更有一段重要的记载，曰："昔陶唐氏之始，阴多滞伏而湛积，水道壅塞，不行其原，民气郁阏而滞著，筋骨瑟缩不达，故作为舞以宣导之。"同样的内容在《路史·前纪九》中也有记载："阴康氏之时，水渎不流，江不行其原，阴凝而易闷，人既郁于内，腠理滞著而多重腿，得所以利其关节者，乃制为之舞，数人引舞以利导之，是谓大舞。"这两段记载说的是同一件事情，即在陶唐氏（或曰阴康氏）之时，由于居住的地方经常出现水灾，故河道不通，空气湿度大，加之营养不良，使许多人都得了水肿病和关节病。这时，人们突然发现，经常

---

① 徐宗元：《帝王世家辑存》，中华书局，1964。

做舞臂伸腰踢腿的动作，可以达到治疗的效果，于是大家都学会了一种"以利导之"的舞，这就是后世所说的"消肿舞"。跳"消肿舞"，就是人类最原始的一种养生活动。因为，在人类还缺乏医药知识的原始社会，人的健康维护只能依靠生命本体中潜能的发挥，而调动这种潜能的手段当然最初只能是人的自为的身体运动。

所以《黄帝内经·素问·异法方宜论》中有一段话应该引起我们的高度关注："中央者，其地平以湿，天地所以生万物也众，其民食杂而不劳，故其病多痿厥寒热。其治易导引、按跷，故导引按跷亦从中央出也。"中央，指的是古代黄河流域，当时是华夏民族文化的中心，所以也称"中原"或"中州"。导引、按跷是古代养生的两种重要方法，唐代医学家王冰曾在《素问》中注曰："导引，谓摇筋骨，动支节。按，谓抑按皮肉。跷，谓捷举手足。"可见，《黄帝内经》说导引、按跷出自中原，很可能就是从原始社会的"消肿舞"演变而来。因为导引、按跷的产生，应该是也只能是建立在人类早期的身体活动经验基础之上。

此外，"大禹治水"的传说也告诉我们，古代黄河流域的水患确实是很频繁的。原始人为了适应长期阴湿的生活环境，抵御阴湿带来的疾病，必然要寻找各种措施，以提高自己的健康水平。因为原始人已经有了健康的意识，他们在房子中往往采用蚌壳和红烧土铺地，以防止潮湿。他们还知道熟食便于消化，能使人免除肠胃病，有利于体质的健康发展。"燧人始钻木取火，炮生为熟，令人无腹疾，有异于禽兽"。

由于以上一系列的原因和条件，从而出现了"消肿舞"的养生活动，应该说这是一个必然的趋势，而不是偶然发生的现象。正如郭沫若在《中国史稿》所说："艰苦的生活折磨着中国猿人，但也锻炼着中国猿人。他们在原始人群的社会中，经过长期的艰苦劳动和斗争，克服了重重困难，顽强地改造着自然，也改造着自己的体质，创造了远古的文化。"① "消肿舞"正是原始人创造的远古文化的一部分，而且是极其重要的一部分。

 **殷商人的长寿意识**

我国古代人民在很早以前，为了求得生存的权利，在同大自然的斗争中，通过长期的实践，已对健身和延年问题进行过探索和总结，并积累了许多保健卫生、延年益寿方面的知识，从而提出了健康长寿的问题。

在古籍中最早出现长寿观念的是《尚书》。《尚书·洪范》曰：人有"五福：一曰寿；二曰富；三曰康宁；四曰攸好德；五曰考终命"。五福中有三福是指健康长寿问题的。《尚书·洪范》认为：人的第一福

---

① 郭沫若：《中国史稿》第一册，8页，人民出版社，1962。

就应该是寿，要长寿，能活到一百二十岁；然后是无疾病，一生都"康宁"；最后是"考终命"，即至终不横夭者，得福。充分反映了当时人们对长寿问题已经非常重视。

殷商人不仅有渴望长寿的意识，而且已经具备了一些促进健康长寿的知识和措施。如商代的巫医就很流行，虽然总体上说，巫术保健不是太科学，但它毕竟是当时人的一种重要的保健措施。在卫生保健方面，商代除巫术外，也积累了一些初步的药理方面的知识。如商汤的宰相伊尹是当时著名的巫教主，当商汤问及他的长寿之法时，他答道："用其新，弃其陈，腠理遂通，精气日新，邪气尽去，及其天年。"是说要用药物的精华，弃去其中的糟粕来治病，就能使血脉疏通，精气遂壮，疾病尽除，达到长寿的目的。《尚书·酒诰》中还明确地提出了节制饮食的问题。明确指出饮酒过多是不利于健康、有碍长寿的。"酗身厥命"，"罔致缅于酒"。更加难能可贵的是，殷商人似乎已经朦胧地认识到了"动以养生"的问题。如《尚书·无逸》说："劳者寿"，"君子所其无逸"等。

正因为有了长寿的意识，又有了某些能够达到健康长寿的措施，于是也就出现了一些企图通过养生活动来促使自己延年益寿的养生家。传说中寿高八百岁的彭祖，就是这一时期的代表人物。《庄子·刻意》篇云："吹嘘呼吸，吐故纳新，熊经鸟申，为寿而已矣。此导引之士，养形之人，彭祖寿考者之所好也。"很明显，庄子将彭祖视为了导引养生的鼻祖。又有《三国志》裴松之注《华佗别传》说："人体欲得劳动，但不当使其竭尔，体常动摇，谷气得消，血脉流通，疾则不生。卿见户枢，虽用易朽之木，朝暮开闭动摇，遂最晚朽。是以古之仙者，赤松、彭祖之为导引，盖取于此也。"华佗也认为彭祖是最早的导引养生家之一。

彭祖，姓篯名铿，因祖先曾被封于彭城（今江苏铜山县一带），故又称大彭，是商朝人。《周语·郑语》曰：大彭，"为商伯矣"。《竹书纪年》中也有"武丁四十三年灭大彭"的记载。当然，也有的说他是尧舜时期的人。如《史记·帝王本纪》曰："彭祖，自尧时举用。"又有《楚辞·天问》中的王逸注说："彭祖善调雉羹以事帝尧，为尧所赞美，封之于彭城。"不管说法怎么不同，看来可以初步肯定他最迟应该说是生活在商代。

后人在《彭祖摄生养性论》中曾总结有彭祖的养生之道：第一，"爱养精神"。彭祖的"爱养精神"就是不要受伤。他说："凡人，才所不至而极思之，则志伤也；力所不胜而极举之，则形伤也；积忧不已则魂神伤矣；积悲不已则魄神伤矣。"又说："久言笑则脏腑伤，久坐则筋骨伤，寝寐失时则肝伤，动息疲劳则脾伤，挽弓引弩则筋伤，沿高涉下则肾伤，沈醉呕吐则肺伤，饱食偃卧则气伤，骤马步走则胃伤，喧呼诘骂则胆伤。"

那么，如何防止这些"伤"呢？彭祖的主张是：

"不远唾，不骤行。耳不极听，目不久视，坐不至疲，卧不及极。先寒而后衣，先热而后解。不欲甚饥，饥则败气。食戒过多。勿极渴而饮，饮戒过深。""不欲甚劳，不欲甚逸。勿出汗，勿醉中奔骤，勿饱食走马"。另外还要注意"冬不欲极温，夏不欲极凉"。因为"冬极温而春有狂疫，夏极凉而秋有疟痢"。总之，彭祖认为："冬温夏凉，不失四时之和，所以适身也。美色淑姿，幽闲娱乐，不致思欲之惑，所以通神也。车服威仪，知足无求，所以一其志也。八音五色，以悦视听，所以导心也。"指出"凡此皆以养寿"。

第二，不禁欲不放纵。彭祖认为：情欲不可禁绝，和谐的夫妻生活是有益于养生的。相反，禁欲则是违反自然规律和人性的，不利于养生。他说："男女相成，犹天地相生也，所以导养神气，使人不失其和。天地得交接之道，故无终极之限；人失交接之道，故有残折之期。能避众伤之事，得阴阳之术，则不死之道也。"又说："天地昼离而夜合，一岁三百六十交而精气和合者有四，故能生育万物，不知穷极。人能则之，可以长存。"因此他指出："身不知交接之道，纵服药无益也"，只有"得阴阳之术"者，乃"可以长生"。

当然，他又认为：情欲不可禁绝，但也不可放纵。指出如若对情欲没有节制，放纵求乐，那么情欲也会反过来损害人体。"譬犹水火，用之过多，反为害也"。因此他告诫人们："不能斟酌之者，反以速患。"认为只有"能节宣其宜适，抑扬其通塞者，不以减年，得其益也"。

第三，主张服气导引。彭祖曾说："人受气，虽不知方术，但养之得宜，常至百二十岁。""小复晓通，可得二百四十岁。加之可得四百八十岁。尽其者可以不死，但不成仙人耳。"从而肯定了服气导引在养生活动中的重要作用。①

宋人张君房在《云笈七笺》中曾辑有"彭祖服气导引法"：

> 一、凡解衣被卧，伸腰，瞑少时，无息止。引肾气，去消渴，利阴阳。二、挽两足指，无息止。引腹中气，去疝瘕，利九窍。三、仰两足指，无息止。引腹脊痹。偏枯，令人耳聪。四、两足相向，无息止。引心肺，去欬逆上气。五、踵内相向，除五络之气，利肠胃，去邪气。六、掩左胫，屈右膝内压之，五息止。引肺气，去风虚，令人耳明。七、张脚两足指，五息止。令人不转筋。八、仰卧，两手牵膝置心上，五息止。愈腰痛。九、外转两足，十通止。治诸劳。十、解发东向坐，握固，不息一通。举手左右导引，以手掩两耳，以指掐两脉边，五通。令人耳明，发黑不白，治头风。

---

① 葛洪：《神仙传》卷一，彭祖。

## 三 西周对长寿的重视与研究

西周是奴隶社会发展的鼎盛时期，其社会生产力，比之商朝更加提高，已经是一个农业繁盛的国家。其文化，也在商代的基础上迅速成长起来。在养生问题上，也比殷商更普遍地重视长寿，并开始了对长寿有关问题的初步研究。

打开我国第一部诗歌总集——《诗经》，可以读到很多祝愿健康长寿的美好诗句。如《豳风·七月》中的"万寿无疆"。《小雅·南山有台》中的"万寿无期"。《小雅·信南山》中的"寿考万年"等。寿考即高寿。又如《鲁颂·閟宫》中云："俾尔昌而大，俾尔耆而艾。万有千岁，眉寿无有害。"意思就是说：祝你昌盛而强大吧，祝你年老而美好吧，活到上千上万岁，高寿而无灾害。《大雅·棫朴》中云："周王寿考，遐不作人。"这些，都是当时人们希望长寿的思想反映。

西周时期，人们除了具备希望长寿的意识外，还开始注意观察、研究与长寿有关的一些问题。如《诗经·大雅·行苇》中已经注意到，老年人身上生鲐鱼背，是长寿的象征。云："黄耇台背，以引以翼"。台背亦称"骀背"或"鲐背"，是指老年人背上长斑。《尔雅·释诂》也曰："鲐背、耇、老、寿也。"可见，当时人们已观察到老年生背斑与长寿之间所存在的某种内在联系。又有《周语·尹逸》云："动莫若敬，居莫若俭。"这是从动和静、奢和俭两对矛盾作用中来考虑养生的问题，并提出了："主静尚俭"的主张。另外，《易经·序》中还有这样一段话："物槿不可不养也，故受之以需。需者，饮食之道也。"说明当时人已经研究出饮食与养生之间确有着极为密切的关系，因而初步提出了养生活动中的饮食之道。如《易经·颐》云："君子以慎言语、节饮食。"意思是说凡是品行好的人，都是言语谨慎，饮食有节制的，这可以保持身体的健康。

西周时期人们还发现，模仿某些动物的动作，同样可以达到养生的目的。如《山海经·海外北经》中就有这么一段神话描写："钟山之神，名曰'烛阴'。视为昼，瞑为夜；吹为冬，呼为夏。不饮、不食、不息。"这是说有一个名叫"烛阴"的山神，他学着蛇类动物冬眠时断食和行气的样子，进行着吹、呼、吐、纳的仿生动作。这虽是一段神话传说，但我们可以理解为当时已经有人进行仿生一类的养生活动了。

总之，西周时，人们已经能够了解到某些生理变化与长寿的联系，注意到饮食与养生的关系，并模糊地提出了"主静尚俭"的养生主张和进行仿生一类的养生活动。这些虽然尚属于萌芽阶段，但它却为春秋战国时期养生体系的初步确立，积累了感性知识，提供了某些理论上的依据。

# 第二章　春秋战国养生研究的兴起

　　春秋战国是一个诸侯称霸、列国混战的时代，同时也是我国由奴隶制社会向封建社会过渡的时期。这一时期，社会生产力有很大发展，不仅促进了当时城市的兴起和经济的繁荣，而且促进了科学文化的进步，出现了"诸子蜂起"、"百家争鸣"的繁荣局面，涌现出大批优秀的历史人物。其中有思想家、政治家、军事家，还有教育家和技术发明家等。在这样的历史条件下，养生，作为我国古代文化的一颗明珠，才从理论和实践的结合上，大致建立起一个粗略的体系。其理论，表现为诸子百家的养生观；其实践，表现为社会流行的养生术。

 ## 诸子百家的养生观

　　在诸子百家的学说中，养生是一个极为重要的内容，并且出现了许多不同的养生主张。例如有的主张"养生"主要是"养神"；有的主张"养生"主要是

*11*

"养形"；有的认为养生应以"静养为主"；有的认为养生应以"动养为主"。总之，各有各的主张，各有各的理论，可谓众说纷纭。但其最终目标是共同的，即探讨人类能够延年益寿的奥秘。他们的特点也是相同的，几乎都是将养生理论融合在他们的哲学研究命题之中。

### 1. 儒家的养生主张

#### （1）孔子的养生观

孔子（前551～前479年），名丘，字仲尼，春秋末期鲁国人。著名的思想家和教育家，儒家学派的创始人。孔子的养生观主要有三个方面：

一是注意饮食卫生。《论语·乡党》中曾有关于孔子所说的"九个不食"。其中值得我们非常注意的就有以下五个方面。即"食饐而餲，鱼馁而肉败，不食；色恶，不食；臭恶，不食；失饪，不食；不时，不食"。此外，孔子还主张"食无求饱"，"不多食"等。这些有益于养生的饮食格言，就是今天看来，仍具有很大的科学价值。孔子不仅强调人的饮食卫生，而且还强调人的情感卫生，属于心理养生的范畴。他说："君子有三戒：少之时，血气未足，戒之在色；及其壮也，血气方刚，戒之在斗；及其衰也，血气既衰戒之在得。"孔子的"三戒"理论，同样具有科学道理，合乎养生的基本原则。

二是主张生活多样化。孔子常对学生说："张而不弛，文武弗能也；弛而不张，文武弗为也。"认为人的生活应该是既有紧张的劳作，也有放松的休息。

应有张有弛，体现多样化。所以他赞同对学生进行"礼、乐、射、御、书、数"的六艺教育，使之全面发展。他自己在教书之余，亦常常和学生一起射箭、打猎、爬山、郊游、钓鱼、驾车等等。如《礼记·射义》中说："孔子射于矍相之圃，盖观者如堵墙。"《论语·述而》记载："子钓而不纲，弋不射宿。"《孟子·尽心章句上》则有"孔子登东山而小鲁，登泰山而小天下"的描述。就是孔子自己也常说："吾执御矣。"看来孔子是很注重劳逸结合、生活多样化的。难怪当鲁哀公询问他的长寿之道时，他爽然答道："人有三命而非命也者，人自取之。夫寝处不时，饮食不节，佚劳过度者，疾共杀之。"在这里，孔子似乎认为：人的生命是可以由自己来掌握的，长寿的关键是要做到寝处有时，饮食有节，劳逸得当，生活丰富多彩。

三是提出"仁者寿"的论点。孔子的养生思想和他的哲学思想一样，常常是矛盾的。例如，一方面他说人的生命是可以由自己来掌握的，另一方面却又认为"死生有命，富贵在天"，并提出"仁者寿"的观点。他说："知者乐水，仁者乐山。知者动，仁者静。知者乐，仁者寿。"何为仁者？当然是像他那样的"君子"。君子应该静，所以能够长寿。这种"君子—静—长寿"的养生道路，正是孔子养生观的核心部分。这与他"生而知之者，上也；学而知之者，次也；困而学之，又其次也；困而不学，民斯为下矣"的唯心主义哲学思想是一脉相承的。

（2）荀子的养生观

荀子（约前 313～前 238 年），名况，又叫孙卿，是战国末期赵国人。他虽属儒家，却是集百家之大成者。荀子是唯物主义的思想家，对于精神和物质的关系，他曾作了唯物主义的解释。他说："形具而神生。"即先有物质的身体，后有人的精神；形体是第一性的，精神依附于形体。所以他主张，养生重在养形。《荀子·天论》指出："遍善之度，以治气养生，则后彭祖。"认为人只要注意养生，是能够像彭祖那样长寿的。他批判儒家的天命论说："大天而思之，孰与物畜而制之；从天而颂之，孰与制天命而用之。"从而提出了光辉的"人定胜天"的思想。荀子认为，人只要能正确地运用自然所赋予人的官能和认识能力，正确对待自然规律，充分发挥自然的功用，那么，人就可以做到"天地官而万物役矣"。因此他提出了"动以养生"的积极主张。他说："养备而动时，则天不能病。……养略而动罕，则天不能使之全。"意思是说，人只要经常注意保养并能适时地运动，即使老天爷也不能使他生病。反之，如果一个人不注意保养而又很少运动的话，那么，即使老天爷也不能保证他健康。所以荀子曾充分肯定了舞蹈活动对人体健康的促进作用，他说："执其干戚，习其俯仰屈伸，而容貌得庄焉。"认为跳舞能让人"耳目聪明、血气和平"。

我们知道，养生观是受世界观所支配的。一个人没有正确的世界观，就不可能有正确的养生观。荀子正是在批判"死生有命，富贵在天"的天命观的基础上，而提出了"养备而动时"的唯物主义养生观。

2. 道家的养生主张

（1）老子的养生观

老子，姓李名耳，字伯阳，春秋末期楚国苦县人。曾做过周朝管理图书的小吏，著有五千字的《道德经》，又称《道德真经》，或曰《老子》、《五千言》、《老子五千文》。老子是道家学派的创始人，春秋时代有名的哲学家、思想家。他的《道德经》主要讲哲学问题，但也涉及一些养生方面的内容。

第一，老子强调清心寡欲。老子说："罪莫大于可欲，祸莫大于不知足，咎莫大于欲得。"意思是说，不知足者就有祸，贪得无厌就有罪。认为一个人如果见到什么就想什么，想什么就要什么，那么罪和祸也就临头了。所以他主张："去甚、去奢、去泰。"就是去掉那些极端的、奢侈的、过分的欲望。他强调人要外表单纯，内心淳朴，减少私心，降低欲望。即"见素抱朴，少私寡欲"。为的是避免造成过分的精神紧张而危害身体。他告诫人们说："开其兑，济其事，终身不救。"是说如果开放感官，满足了情欲，那终身就不可救药。因此，他奉劝人们要清心寡欲。他指出："五色令人目盲，五音令人耳聋，五味令人口爽（伤），驰骋田猎令人心发狂，难得之货令人行妨。是以圣人为腹不目，故去彼取此。"可见，后世养生家重视"恬淡虚无"，以修身养性，都是受了老子的影响，与老子的养生思想有着千丝万缕的联系。

第二，老子强调"静以养生"。老子说："虚其心，实其腹，弱其志，强其骨。"从而指出了静在养生活动中的重要性。老子对静的理解是："致虚极，守静笃。"就是说要虚到极点，要静到纯境。老子认为，养生活动中的入静当是很美妙的：感觉是那样的恍惚，恍惚之中却有形象；感觉是那样深远冥昧，深远冥昧之中却含有极细微的精气。至于怎样才能做到入静，老子的看法是："塞其兑，闭其门。"塞住感官，关闭意识的大门。

第三，老子强调顺应自然。老子认为：人体的生理与自然界的变化一样，人体必须与自然规律相适应才能长寿。他说："人法地，地法天，天法道，道法自然。"老子说的"道"，相当于现代哲学术语中的"自然法则"或"自然规律"。这段文字的意思就是强调人体需要适应自然规律，需要效仿自然。他认为天和地能长且久，那么人类当然也能长寿。所以他在《十大经》中说"顺天者昌，逆天者亡"。老子反复指出："天乃通，地乃久，殁身不殆。"认为人只有与大自然想通，才能与道合同；与道合同，才能长久，终身也就不会有疑难和灾凶了。

第四，老子强调防患于未然。老子说："祸兮福之所倚，福兮祸之所伏。"指出了事物都是要向正反两方面相互转化的。因此，养生中要注意"防患于未然"。要事先采取措施，对祸害加以防范。要"为之于未有，治之于未乱"。要"图难于其易，为大于其细"。正是在这种朴素的辩证法思想指导下，老子理解了上古的圣人为什么无病？原来是"以其病病也，是不病"。因为他们早就预备了疾病的发生，故能做到不病。老子的养生思想虽然大多是从政治角度出发的，充满着哲学的味道。然而，它对后世养生学的发展，却起了很大的指导作用。

（2）庄子的养生观

庄子（约前369～前286年），名周，宋国人，是战国时期的道家学说之集大成者。现在《庄子》一书，又称《南华经》，为其和门人所撰。庄子继承了老子的唯心主义，并作了进一步的发展。庄子对人生采取极端虚无主义的态度，追求无条件的精神自由，这就导致了对养生活动所必然采取的唯心主义态度。

第一，庄子主张养神，否定养形。庄子认为：人想得到自由，就应该是摆脱肉体的束缚，应该"无己"。他说："至人无己，神人无功，圣人无名。"至人、神人、圣人，是庄子对理想人格的不同称呼。他认为这类人是自由的，因为他们睡觉不做梦，醒来不忧虑。活着就活着，也无什么特别高兴；死掉就死掉，也无什么特别不高兴。正所谓"形固可使如槁木，而心固可使如死灰"。因此他反对养生中的养形，公然把"导引之士，养形之人"列在他所反对的五种人之内。庄子还故意把他歌颂的理想人物都说成是些肢体残缺、形貌支离的怪人，而精神状态却又都是些最完美无缺的典型，以表现他那"德有所长，而形有所忘"的思想主题。庄子在养生中竭力提倡人的精神修养，认为人只要无思无虑，摆脱一切欲望，就能终其寿考，尽其天年。所以他说："纯素之道，唯神是守；守而勿失，与神为一；一之精通，合于天伦。故素也者，谓其无所与杂也；纯也者，谓其不亏其神也。能体纯素，谓之真人。"

第二，提倡"心斋"与"坐忘"。为了达到养神的目的，庄子提出了"心斋"与"坐忘"的静坐养生方法。何谓"心斋"？《庄子·人间世》曰："无听之以耳，而听之以心；无听之以心，而听之以气。听止于耳，心止于符。气也者，虚而待物也，唯道集虚。虚者，心斋也。"可见心斋的关键就是一个"虚"字。虚，就是要求在静坐时内心绝对虚寂，达到"形如槁木，心若死灰"的超然境界。庄子认为："瞻彼阕者，虚室生白，吉祥止止，夫且不止，是之谓坐驰。"是说静坐时内心能达到空虚的境界，身心内就会产生白光，吉祥就会显示和停留。如果得不到这种效应，那就是形坐而心外驰。

何谓"坐忘"？《庄子·大宗师》曰："堕肢体，黜聪明，离形去知，同于大道，此为坐忘。"坐忘，就是彻底地忘。不仅忘掉一切客观事物，而且要忘掉自己的肉体。庄子认为：静坐到了形神兼忘、内外交融、摒除了人为的障碍时，就能勃发自然的生机。即"游心于淡，合气于漠，顺物自然而无容私焉"。庄子对养生中的精神修养看得很重，认为只要神静，自然形正，是所谓"无视无听，抱神以静，形将自正"也。所以他强调"心斋"，强调"坐忘"。庄子养神的目的是为了实现精神上的自得，从而能够像"古之真人"那样。"其寝不梦，其觉不扰，其食甘，其息深深"。这样，便能"无劳汝形，无摇汝精，乃可以长生"了。

第三，主张养生要听任自然。《庄子·养生主》中曾阐述了一个"庖丁解牛"的故事，以此说明养生要"依乎天理，因其固然"的道理。他举野鸡为例说："泽雉十步一啄，百步一饮，不期畜于樊中。"指出野鸡并不入笼喂养，而能自由自在地生活在自然环境之中，这就是最好的养生。他又在《达生》篇里通过一个游泳的人说："生于陵则安于陵，故也；长于水而安于水，性也。"认为这些正是长期顺应自然的结果。清人魏源曾在《老子本义》中说："庄子放荡，宗自然也。"确实，庄子顺应自然的养生理论是很可贵的。但是也应指出：庄子"依乎天理，因其固然"的真实含义，主要是在客观事物的作用下，消极被动地顺应自然，而没有任何积极应对自然的因素，这就最终造成了他在养生认识论上的一些必然缺陷。

总之，庄子的养生理论也是受其哲学思想支配的。哲学上的"清静无为"，反映在养生理论中必然是"静以尽年"的唯心主张。然而需要强调的是，我们并不能因为他的唯心而否定他在中国养生史上的地位，也不能抹杀他对养生学所作出的重要贡献。

3. 墨家的养生观

墨家学派的创始人和代表者墨子，名翟，鲁国人。他的生卒年不可确考，大概略后于孔子而先于孟子，是孔子思想的反对者。墨子的养生主张有三点：

一是注意饮食。他在《墨子·节用》中说："居处不安，饮食不时，作疾病者死。"强调饮食必须有规律，要按时定量，"量服而食"。他又说："古者圣王，制为饮食之法曰：是以充盈继气，强股肱，耳目聪明则止。不极五味之调、芬芳之和，不致远国珍恢异物"。这是教导人们不要偏食，不要过食，从而与古代医学养生的调和五味要求相吻合。《黄帝内经》云："谨和五味，骨正筋柔，气血以流，腠理以密。如是则骨气以精。谨道如法，长有天命。"又云："饮食自倍，肠胃乃伤。"因此墨子认为：只有注意五味调和，饮食适中，才能使筋脉柔和，气血流通，健康长寿。

二是注意穿衣。墨子认为：人的穿衣应该有所讲究，要合乎健康的原则。他说："圣人为衣服，适身体、和肌肤而足矣，非荣耳目而观，愚民也。"又说："衣服节而肌肤和。"就是说衣服的穿着应该得当，合乎自己的身体要求，所谓"度身而衣"也。墨子还认为：穿衣还应根据时节气候的变化，采用不同的颜色和材质。比如冬天，应该穿青色带红或黑色带红的深色衣服，便于吸收阳光，保持暖和。而夏天呢，则要穿麻布衣服，因为这种材质既轻又凉爽。"古者圣王，制衣服之法曰：冬服绀缎之衣，轻而暖。夏服绤绤之衣，轻且清"。[1]

三是注意运动。墨子的出身接近于劳动者，曾经当过制作器具的工匠。自比"贱人"。他的门徒也多半

---

① 《墨子·节用》。

来自社会下层。墨子从小就有走路爬山的习惯，这种习惯在他成为一个有名的学者之后，仍未改变。墨子一生中曾周游宋、卫、齐、楚等国，行程数千里，没有高车驷马，都是用两条腿一步一步走出来的。在旅途中他还爬了许多像太行山那样有名的大山。墨子不仅能够走路，而且很善于走路。据《墨子·公输》篇载：一次公输盘为楚国设计制造了一种云梯，准备攻打宋国。"墨子闻之，起于齐，行十日十夜而至于郢"。在这紧张的十日十夜的步行中，墨子"裂裳裹足"，日夜兼程，赶到楚国的首都，制止了楚文王对宋国的进攻。当然，墨子注意运动是出于政治的需要，但却客观的起到了养生效果。据说墨子的寿命很长，在80多岁时，"视其颜色"，还"常为五十许人"。这与他注意养生活动看来不无关系。

4. 医家的养生观

春秋战国时期，巫和医开始分野，医学得到了很大的发展，并出现了医和、医缓、扁鹊等著名的医生。医学的发展，为这一时期养生体系的确立，提供了不少科学的理论和方法。其代表就是我国最早的一部医学著作——《黄帝内经》。《黄帝内经》简称《内经》，分《素问》和《灵枢》两部，约成书于战国时期。《内经》汇集了古代劳动人民长期与疾病作斗争的临床经验和理论知识，奠定了祖国医学的理论基础。它在养生方面的理论贡献主要是：

（1）主张"阴阳得道"

《周易·系辞·上》曰："一阴一阳之谓道。"认为世界是在两种对抗性的物质势力（阴阳）运动的推移之下滋生和发展的。《内经》继承了这种理论。认为"阴阳者，天地之道也，万物之纲纪，变化之父母，生杀之本始，神明之府也"。故"夫四时阴阳者，万物之根本也。所以圣人春夏养阳，秋冬养阴，以从其根，故与万物沉浮于生长之门。逆其根，则伐其本，坏其真矣"。《内经》反复强调："阴阳四时者，万物之始终也，死生之本也。逆之则灾害生，从之则苛疾不起，是谓得道。"① 哲学上的阴阳学说主要用来解释世界，而养生上的阴阳学说则主要是用来解释人体的。如《灵枢·寿夭刚柔》云：人体"内有阴阳，外亦有阴阳。在内者，五脏为阴，天府为阳；在外者，筋骨为阴，皮肤为阳"。《素问·宝命全形论》云："天有阴阳，人有十二节（即十二经络）；天有寒暑，人有虚实。能经天地阴阳之化者，不失四时知十二节者，圣贤不能欺也。"它甚至把人体一分为二，将腰部以下称为阴，将腰部以上称为阳。

总之，《内经》认为：养生必须"审其阴阳，以别柔刚；阳病阴治，阴病阳治"。只有当人体"阴阳合道"，才会保持健康。它曾举例说："上古有真人者，提挈天地，把握阴阳，呼吸精气，独立守神，肌肉若一，故能寿敝天地。"中古之时"有至人者，淳德全道，和于阴阳，调于四时，去世离俗，积精全神，游行天地之间，视听八极之外，此盖益其寿命而强者

---

① 《素问·四气调神大论》。

也"。因此，养生中只有"法于阴阳，和于数术"者，方能"尽终其天年"。《内经》正是以这种朴素唯物主义的阴阳学说，论证了人与自然的关系，提出了阴阳相辅、矛盾统一的辩证养生理论。

（2）主张"形与神俱"

所谓形，就是形体。神，就是精神。《内经》认为：养生必须是"形与神俱"，既注意养形，又注意养神。怎样养形？《内经》的要求是："食饮有节，起居有常，不妄作劳。"认为一个人如果"以酒为浆，以妄为常，醉以入房，以欲竭其精，以耗散其真，不知持满，不时御神，务快其心，逆于生乐，起居无节"。[①]那是有损于形体的，不符合养生之道。

关于养神，《内经》认为："得神者昌，失神者亡。"强调了精神在养生中的重要作用。当然，《内经》所说的神，并不是什么看不见摸不着的东西，也应是一种物质。正所谓"血气者，人之神"。所以《素问·调经论》说："神不足者，视其虚络，按而敬之，刺而利之。无出其血，无泄真气，以通其经，神气乃平。"就是用按摩针灸的方法来补神平气。那么，气又是什么？气是一种极细微的物质。中国哲学认为，气是构成世界万物的本原。《内经》承袭了这一理论，认为人是气的产物。"夫人生于地，悬命于天，天地合气，命之曰人"。又说："上下之位，气交之中，人之居也。"至于人体中的气是从哪儿来的，《内经》则认为："人

---

① 《素问·上古天真论》。

受气于谷，谷入于胃传于肺，五脏六腑皆以受气。其清者为营，浊者为卫。"故中医学上有营气、卫气的说法。

对于气在养生中的作用，《内经》曾明确指出："血气不和，百病乃变化而生。"并说："春生、夏长、秋收、冬藏，是气之常也，人亦应之。以一旦为四时：朝则为春，日中为夏，日入为秋，夜半为冬。朝则人气始生，病气衰，故旦慧；日中人气长，长则胜邪，故安；夕则人气始衰，邪气始生，故加；夜半人气入脏，邪气独居于身，故甚也。"① 以此说明人体健康与否，均与气有关系。而形与气又是始终一体的，所以《内经》说："形与气相任则寿，不相任则夭。"

（3）主张饮食养生

《内经》提出了"饮食养生"的问题。如《素问·藏气法时论》曰："五谷为养，五果为助，五畜为益，五菜为充，气味合而服之，以补精益气。"认为谷、果、肉、菜四者互助调剂，才能满足人体的营养需要，有利于养生。《内经》在论述"饮食养生"的时候，特别强调"五味"对人体的健身作用。五味即：甘、酸、咸、苦、辛。《内经》认为，五味"各有所利，或散、或收、或缓、或急、或耎。四时五脏，病随味所宜也"。而五味均来自谷、果、肉、菜等食物之中。

在饮食养生的问题上，《内经》除了提出要注意五

---

① 《灵枢·口问》。

味外，还提出了"饮食有节"的忠告。所谓"饮食有节"，就是要求吃饭定时定量，不过饥过饱，不过冷过热，不暴饮暴食。对食物的种类与调和要合理，不偏嗜。《内经》曾反复指出："谷肉果菜，食养尽之，无使过之，伤其正也。"提醒人们注意节制饮食。

（4）主张季节养生

《内经》在"季节养生"中首先提出了"春夏养阳，秋冬养阴"的总原则。认为春夏之际，阳气容易外泄，泄之太过则伤正气。所以春夏要防止过度的活动，以保养身体中的阳气。而秋冬之际，阳气收敛，阴气转盛，应注意保养身体中的阴气，勿使外泄过度。

根据这一原则，《内经》又分别论述了春、夏、秋、冬的具体养生方法。说："春三月，此谓发陈，天地俱生，万物以荣，夜卧早起，广步于庭，被发缓形，以使志生，生而勿杀，予而勿夺，赏而勿罚。此春气之应，养生之道也。逆之则伤肝。""夏三月，此谓蕃秀，天地气交，万物华实，夜卧早起，无厌于日，使志无怒，使华英成秀，使气得泄，若所爱在外。此夏气之应，养长之道也。逆之则伤心。""秋三月，此谓容平，天气以急，地气以明，早卧早起，与鸡俱兴，使志安益，以缓秋刑，收敛神气，使秋气平，无外其志，使肺气清。此秋气之应，收养之道也。逆之则伤肺。""冬三月，此为闭藏，水冰地坼，无扰于阳，早卧晚起，必待日光，使志若伏、若匿、若有，私意若已有得，去寒就温，无泄皮肤，使气亟夺。此冬气之应，养藏之道也。逆之则伤肾。"① 这段四季养生法，是要求人们能根据季节的变化来安排生活，强调人的养生活动应依乎天理，顺乎自然。它虽然产生在两千多年前，但至今仍有一定的理论指导意义。

（5）主张按摩养生

按摩，在《内经》中是极为重要的一种养生方法。如《灵枢·病传》云："余受九针于夫子，而私览于诸方，或有导引、行气、乔摩、灸熨、刺焫（爇）、饮药之一者。"按摩被列为六种主要方法之一。《内经》还认为：按摩是我国古代劳动人民创造的一种养生手段，具有实际的医疗健身效果。它说："中央者，其地平以湿，天地所以生万物也众，其民食杂而不劳，故其病多痿厥寒热。其治宜导引、按跷，故导引、按跷亦从中央出也。"按摩的健身作用是显而易见的，但《内经》认为运用起来应恰到好处，即所谓"各得其所宜"。比如"形苦志乐，病生于筋，治之以熨引"，这时可用导引法。而"形数惊恐，经络不通，病生于不仁"时，则"治之以按摩、醪药"。在谈到按摩的作用时，《内经》指出，如果按摩能与针灸、行气等结合运用，其效果将会更好。"按摩勿释，著针勿斥，移气于不足，神气乃得复"。总之，《内经》对于按摩养生是很推崇的，遗憾的是它没能给我们留下什么具体的按摩手法。

---

① 《素问·四气调神大论》。

5. 杂家的养生观

战国末期，秦相吕不韦召集门客共同编写《吕氏春秋》，亦称《吕览》，是杂家的代表著作。它兼采百家之说，保留有先秦时期的不少宝贵资料。其中的《本生》、《重己》、《贵生》、《情欲》等篇章，均阐述有养生的观点与方法。如《尽数》篇云："圣人察阴阳之宜，辨万物之利以便生。故精神安乎形，而年寿得长焉。长者也，非短而续之也，毕其数也。"这里明确指出，延年益寿不是指随意延长人的生命年限，而是指人类通过养生活动，去活完人类应该活到的年岁，即"尽其天年"。从而体现了朴素的唯物主义思想。

（1）主张"顺生"与"节欲"

所谓"顺生"，就是顺乎自然规律。《吕氏春秋》谈了要从两个方面顺乎自然规律。一个是指养生要顺应客观外界的自然规律。如《吕氏春秋·情欲》中说："古之治身与天下者，必法天地也。"意思是说，养生与治理天下是一样的道理，都要效法天地。天地，就是客观自然。当然，"天生阴阳、寒暑、燥湿，四时之化，万物之变，莫不为利，莫不为害"。就是说自然环境可以对人体有利，也可以对人体有害。所以《吕氏春秋》认为：顺其自然则有利，逆其自然则有害。因此，它要求养生者能"察阴阳之宜，辨万物之利"，去顺应客观外界的自然规律。认为只有这样，方能做到"精神安乎形，而年寿得长焉"。

《吕氏春秋》又说："凡人三百六十节，九窍，五脏，六腑。肌肤欲其比也，血脉欲其通也，筋骨欲其固也，心志欲其和也，精气欲其行也。若此，则病无所居，而恶无由生矣。"意思是讲，人的身体是一个自然结构，养生要顺应这个自然结构。使得肌肤紧密，血脉通利，精气顺畅，心志和谐，疾病就不会侵入。相反，"病之留，恶之生也，精气郁也"，那就会像水郁被污、树郁被蠹、草郁被污一样。"身之窍九，一郁所居则八虚，八虚甚久则身毙"，只要养生中有一处不顺应生理的自然规律，就会一处郁闭而影响全身。如果长期郁闭，就会导致死亡。所以说："凡生之长也，顺之也。"顺之，"则九窍、百节、千脉皆通利矣"。

所谓"节欲"，就是节制欲望，使生活有规律。《吕氏春秋·贵生》篇云："夫耳目鼻口，生之役也。耳虽欲声，目虽欲色，鼻虽欲芬香，口虽欲滋味，害于生则止。在四官者不欲，利于生则为。由此观之，耳目口鼻不得擅行，必有所制，此贵生之术也。"又云："味不众珍，衣不惮热。"因为"惮热则理塞，理塞则气不达。味重则胃充，胃充则中大鞔，中大鞔则气不达。以此得长生可乎？"所以《吕氏春秋·本生》篇指出："使生不顺者，欲也。"它以那些有钱人为例说："其于声色滋味也多惑者，日夜求幸而得之，则遁焉。性恶得不伤。"指出一些有钱人的寿命之所以往往不及穷人长，是因为他们不能以物养生，而是逆其生理需求，过分享受。只知"肥肉厚酒，务以自疆"，却不知这是"烂肠之食"；只知"靡曼皓齿，郑卫之音，务以自乐"，却不知这是"伐性之斧"。而穷人则不然。他们不可能有过分的物质来享受，所以也就不可能有过分的欲望，故他们的寿命反而比富人长。这正是"虽富贵，不以养伤身；虽贫贱，不以利累形"。

所以《吕氏春秋》说："饮食居处适，养体之道也。"何为适？这就是《吕氏春秋·情欲》篇解释的："耳不可瞻，目不可厌，口不可满。"指出凡"大甘、大酸、大苦、大辛、大醎，五者充形，则生害矣。大喜、大怒、大忧、大恐、大哀，五者伤神，则生害矣。大寒、大热、大燥、大湿、大风、大霖、大雾，七者动精，则生害矣"。强调养生中如不能注意节制这些个"大"，那么，"身尽府种，筋骨沈滞，九窍寥寥，曲失其宜，虽有彭祖，犹不能为也"。

（2）提出生命在于运动

《吕氏春秋·尽数》篇云："流水不腐，户枢不蠹，动也。形气亦然。形不动则精不流，精不流则气郁。郁处头，则为肿为风；处耳，则为挶为聋；处目，则为蔑为盲；处鼻，则为鼽为窒；处腹，则为张为疛；处足，则为痿为蹶。"这里，列举了一系列由于不运动而引起的疾病，充分说明了"动"在生命活动中的重要地位。又有《吕氏春秋·古乐》篇云："昔陶唐氏之始，阴多滞伏而湛积，水道壅塞，不行其原。民气郁阏而滞著，筋骨瑟缩不达，故作为舞以宣导之。"这是以原始人跳"消肿舞"锻炼身体为例证，进一步说明"生命在于运动"的道理。因而《吕氏春秋》提醒那些有钱的富贵人，"出则以车，入则以辇"① 的做法是很不可取的，不符养生之道。只有安步当车，注意活动形体，并使之"和于术数，符于阴阳"，才能"得以尽其天年"。

（3）认为养生与政治有联系

我们知道，吕不韦是一个大政治家和大经济家，因此，他的养生理论还有一个特点，即往往与他的政治主张联系在一起。《吕氏春秋·先己》篇曾明确指出："凡事之本，必先治其身。"并举例说："昔者先圣先王成其身而天下成，治其身而天下治。"何也？乃是因为"治身与治国，一理之术也"。"故圣人之制万物也，以全其天也。天全则神和矣，目明矣，耳聪矣，鼻嗅矣，口敏矣，三百六十节皆通利矣"。所以吕不韦反复强调：养生不仅仅是为了"尽其天年"，而且也为了"以治天下"。从而暴露了《吕氏春秋》之所以要研究养生理论的思想动机和根本目的所在。

 **社会流行的养生术**

术者，方法也。养生术，就是养生的方法。春秋战国时期的养生术，主要包括"导引"、"行气"、"按跷"三种形式。如《庄子·刻意》篇曰："吹呴呼吸、吐故纳新，熊经鸟伸，为寿而已矣。"庄子说的"吹呴呼吸、吐故纳新"，就是指当时的行气，也就是我们现

———————————

① 《吕氏春秋·本生》。

在所说的气功。庄子所说的"熊经鸟伸"，则是指当时模仿动物形态的导引动作，它近似于现代所说的健身体操。又有《黄帝内经》中提到按跷，据清人张隐庵在《素问集注》中的解释。"按跷者，跷是以按摩也"。可见，按跷也就是按摩。它相当于现在所说的医疗体操一类。由此我们可以知道，春秋战国时期在社会上流行的所谓养生术，当包括气功、健身体操、医疗体操三种。

当然，春秋战国时期虽然导引、按摩风靡一时，而且已有所总结，但并没有能给我们留下相关的具体动作。例如《汉书·艺文志》中载有黄帝岐伯的《按摩十卷》和《黄帝杂子步引》十二卷，使我们知道当时已有按摩、导引的专著，然而由于书的亡佚，使我们无从了解当时具体的按摩和导引术势。又如《周礼注疏》以及《史记·扁鹊仓公列传》中皆有关于按摩防病、治病的记载，但按摩手法如何，不知道。《黄帝内经》中甚至讲到了"形数惊恐，经络不通，病生于不仁，治之以按摩、醪药"。但怎么个按摩法，也不知道。这确实是非常遗憾的。当然，也有值得庆幸的，那就是春秋战国时期的行气法，有关书籍和文物给我们留下了不少宝贵的史料，使我们还能从中了解到当时的一些养生术。

1. 有关行气法的实物史料

春秋战国时期遗存下来的《行气铭》，又称《行气玉佩铭》，经郭沫若先生的考证，铭文可能为周安王二十二年（公元前380年）所作。这是我国现存最早的一件气功文物，是一篇很有历史价值的古代行气养生的实物史料。铭文是用篆字刻在一块古玉上的，现珍藏于天津市博物馆。拓文收载在罗振玉先生的《三代吉金文存》一书中，共有四十五字。因有九个字重文，故实际为三十六字。原文曰："行气，深则蓄，蓄则伸，伸则下，下则定，定则固，固则萌，萌则长，长则退，退则天。天几春在上，地几春在下。顺则生，逆则死。"郭沫若先生对这段铭文的解释说："这是深呼吸的一个回合。吸气深入则多其量，使它往下伸。往下伸则定而固；然后呼出，如草木之萌芽，往上走，与深入时的径路相反而推进，退到绝顶。这样，天机便朝上动，地机便朝下动。顺此行之则生，逆此行则死。"①

2. 有关行气法的文字史料

（1）广成子静坐法

广成子是传说中的人物。《庄子·在宥》篇中载有广成子静坐法，我们可以把它理解为春秋战国时期的行气方法。原文曰：

广成子南首而卧，黄帝顺下风膝行而进，再拜稽而问曰："吾闻子达于至道，敢问治身何而可以长久？"广成子蹶然而起曰："……至道之精，窈窈冥冥；至道之极，昏昏然然。无视无

———
① 郭沫若：《奴隶制时代》，中国人民大学出版社，2005，第203页。

32

听，抱神以精，形将自正。必静必清，无劳汝形，无摇汝精，乃可以长生。目无所见，耳无所闻，心无所知。汝神将守形，形乃长生。慎汝内，闭汝外。……我守其一，以处其和，故我修身千二百岁矣。吾形未常衰。"

从这段文字中，我们可以了解到广成子静坐的功法，主要是"入静"和"守一"。怎样入静呢？当是"目无所见，耳无所闻，心无所知"。认为只要"无视无听"，就能"抱神以静"。而精神静了，形体也就自然正了，当然就可以长生了。至于"守一"，那是要求在静坐练功时，要求意念能按照一定的路线贯注于自身的某一固定部位，或运行于自身。广成子认为：将意念的守一与腹式呼吸结合起来，做到以意练气，意气相随，"守其一以处其和"，便能修身养性了。

（2）仲尼听息法

在《庄子·人间世》里有一段颜回与仲尼的对话。"回曰：'敢问心斋'？仲尼曰：'一若志。无听之以耳，而听之以心；无听之以心，而听之以气。听止于耳，心止于符。气也者，虚而待物者也。惟道集虚，虚者，心斋也'"。从文字中看出，这个"仲尼听息法"，实际是介绍了行气中的入静功夫。它要求练习者，一开始练习就要意守专一，把一切苦闷、烦恼、哀愁、欢乐等意识情绪，统统置之度外，这就是"一若志"。然后就是致力于"听"，听自己的呼吸，并逐步由耳朵听改为用"心"听。最后趋于入静，听其自然。在整个入静过程中，要能使听止于耳，使心止于符。做到耳不闻呼吸声，心不动杂念，完全到了一个"虚"的境界，使神气合一，若有若无，似存似亡。

（3）亢仓子服气诀

亢仓子，春秋时道家学派创始人老子李耳的弟子。他深得老子的养生之道，特别是行气的功夫很深。据说在他心体合一、沉静用气的时候，其周围无论远近的音和物，都能清楚地知道。所以《列子·仲尼》和《庄子·外篇》中均说他"视听不用耳目"。亢仓子的行气养生中，有一首"服气诀"，深得行气的要秘，反映了当时行气术的成熟程度。曰：

> 凡修炼之道：息心勿乱，精神勿泻，息神勿惕，息忡而出，息言勿语，息血勿滞，息唾勿远，息滞勿弃，息嗔勿恼，息神勿忧，息怨勿念，息我勿争，息害勿记。若人行、住、坐、卧，常持如是，其心自乐，自然成就。不修此理，枉费其功，终无成法。但日日如此，其丹必成，若动静双忘，道不求自德矣。

这段服气诀的大意是：在行气养生中，首先要能心情平静，思想专一。不语、不念、不恼、不忧。保持气血畅通，做到一切利害关系都不要放在心上。其次要能经常练习，始终保持心情怡乐，这样就会水到渠成，练成功夫。最后要能在调息、调身的时候，注重调心。如若不明白这一点，最终功夫还是练不成。

　　总之，春秋战国时期，自然科学水平已有了新的提高，诸子百家著书立说，更继承了古代的思想文化。这些，都为这一时期养生体系的初步确立，提供了坚实的理论基础和最大可能。

# 第三章　秦汉三国养生的发展与进步

公元前221～公元280年的五百年间，为秦汉三国时期。这一时期随着社会生产的发展，经济的繁荣，以及各民族之间政治经济联系的加强，文化事业也得到了较快的进步。秦汉三国的文化，无论在数学、天文学、医学、文学、史学以及哲学等各个领域，都有较大的发展。加之造纸术的发明，更加推动了古代文化的传播。文化的进步，特别是医学的进步，对养生学的健康发展，具有十分重要的意义。

 **养生思想的争论**

春秋战国诸子百家的养生学说，发展到秦汉三国时期，开始走向两种哲学阵营：一种是唯心主义的养生学说；一种是唯物主义的养生学说。由于两种养生思想水火不相容，所以相互之间展开了激烈的争论。但是值得注意的是，由于终极目标的一致性，即探讨人的健康长寿问题，所以两大哲学阵营最后又往往在养生问题上殊途同归。其主要代表人物有董仲舒、刘安、恒潭、王充等。

1. 董仲舒的唯心主义养生思想

董仲舒（约前179～前104年），河北广川人。他是西汉最主要的唯心主义哲学家。主要著作有《春秋繁露》和《董子文集》。董仲舒在思想领域内，建立起"天人感应"的神学目的论，提出"天不变，道亦不变"的形而上学思想。因此，他的养生观也是唯心主义的。

（1）天命论的养生观

董仲舒把天说成是宇宙间最大的主宰。他在《春秋繁露》中说："天者，百神之大君也。"又说："天者，万物之祖，万物非天不生。"认为是天创造了万物，也是天养活了人类。"天之生物也，以养人"。他还以天命论来解释人体。说："人有小骨节三百六十六，天有三百六十六日；人有大骨节十二，天有十二月；人有五脏，天有五行；人有四肢，天有四时；人有哀乐，天有阴阳；人有伦理，天有天地。"根据这一理论，董仲舒提出人的养生应合于天意。他在《天道通三》中说："春气爱，秋气严，夏气乐，冬气哀。爱气以生物，严气以成功，乐气以养生，哀气以丧终。天之志也。"认为人的生、死、成功、养生等一切活动，都是受天命支配的。他还在《身之养莫重于义》中说："天之生人也，使之生义与利。"其中"利以养其体，义以养其心"。那么，养体与养心到底谁重要呢？董仲舒的回答是：身之养莫重于义。从而强调了养心（即养神）比养体（即养形）更为重要。

（2）仁人多寿说

董仲舒承认：人是最宝贵的。他在《春秋繁露》中说："人之超然万物之上，而最为天下贵也。"然而，他所说的人，乃是"仁人"、"圣人"，而不是"小人"、"野人"。他认为，仁人宝贵，仁人也多寿，这是合乎天意的。他并且解释了仁人之所以能多寿的原因，是因为仁人"外无贪而内清静，心平和而不失中正，取天地之美，以养其身"。可见，这和孔子的"仁者静"、"仁者寿"理论是一致的。但其中的内心平和清静理论，又确实揭示了养生中的一个重要问题，即人的心态。

2. 刘安的唯心主义养生思想

刘安（前179~前122年），西汉思想家、文学家，江苏丰县人。汉武帝时期被封为淮南王。曾召集宾客方术之士数千人，集体编写《鸿烈》，后称《淮南鸿烈》，也叫《淮南子》。刘安的《淮南子》，以道家的自然天道观为中心，综合先秦道、法、阴阳等各家思想，同时对儒学采取攻击的态度。政治上主张"无为而治"，其养生思想是唯心主义的。

（1）主张禁欲的观点

刘安曾在《淮南子·精神训》中说："耳目淫于声色之乐，则五脏摇动而不定矣；五脏摇动而不定，则血气滔荡而不休矣；血气滔荡而不休，则精神驰骋于外而不守矣；精神驰骋于外而不守，则祸福之至虽如邱山而无由识之矣。"又说："五色乱目，使目不明；

五声哗耳，使耳不聪；五味乱口，使口爽伤。"我们说，客观自然界的声、色、味，应该是人类生活中的一种需要。当然，过分地追求声、色、味，则是对人体有害的，不符合养生之道，因此应该节欲。但是，刘安却提出了人根本就不应该接触声、色、味，对声、色、味采取完全否定的态度，这是不科学的，也是不现实的。这种鄙视物质生活、禁止欲望的禁欲主义态度更是养生中所不可取的。

（2）强调养生中的情绪作用

刘安认为：人的喜怒哀乐的情绪，对人体健康有很大的影响。他说："夫喜怒者，道之邪也；忧悲者，德之失也；好憎者，心之过也；嗜欲者，性之累也。""故心不忧乐，德之至也；通而不便，静之至也；嗜欲不载，虚之至也；无所好憎，平之至也；不与物散，粹之至也。能此五者，则通于神明"。又说："人大怒破阴，大喜坠阳。"① 在这里，刘安能认识到大怒大喜的情绪对健康的影响，是很可贵的。但他又过分地谴责人的喜怒哀乐的正常情绪状态，则是应该被批判的。从养生学的角度看，人只是应该在必要时克制自己的情绪表现，而不是就不应该有任何的情绪状态。

3. 桓谭的唯物主义养生思想

桓谭（前？～公元56年），字君山，东汉哲学家、经学家，安徽濉溪县人。因他反对谶纬神学，被光武帝目为"非圣无法"，几遭处斩。著有《新论》29篇，

---

① 《淮南子·原道训》。

早佚。现传《新论·形神》一篇，其中有许多关于养生的卓越见解。

（1）唯物主义的形神观

桓谭在"神"与"形"的关系问题上明确指出：精神寓于形体之中。他以烛火作比喻，形象地阐述了形体是第一性的，精神是第二性的唯物主义形神观。他说："精神居于形体，犹火之燃烛矣。""烛完，火亦不能独行于虚空"。认为有烛才能燃火，有了形体才能有精神；如果烛燃完了，火就会熄灭。同样道理，人体不存在，精神也就不复存在了。因此，养生应注意养形。桓谭还认为，虽然由于遗传的因素，人的形体有先天的强与弱之分，但只要注意爱护和保养，都是能够延年益寿的。"譬犹衣履器物，爱之则完全乃久"一样，只要人的"肌骨血气充强，则形神枝而久生，恶则绝伤"。

（2）辩证的养生观

桓谭有一次在燃烛火的时候，见烛火欲灭，便将烛"扶持转侧"，结果使火又复燃了。他从这一现象中领悟到：人身或有亏蚀时，只要善于调理，也是可以重新恢复健康的，从而说明养生是很有效的。但他又认识到：燃烛不管怎样"扶持转侧"，总归有燃尽的时候。人也是一样，不管怎样善于养生，总归有老死的时候。所谓"长生不老"只是一种幻想。所以他批判了当时在统治阶级中流行的"长生不老"的迷信，他在《新论·形神》中说："今之养性，或能使坠齿复生，白发变黑，肌颜光泽"，但"至寿极亦独死耳"。

以此反对过分夸大养生的作用，提出了养生"有效"然而"有限"的辩证观点。

（3）正确的生命观

桓谭认为：人的生死现象是一种自然规律，就和"草木五谷"、"禽兽昆虫"等一切有生命的物体一样，都要经过出生、长成、衰老、死亡的过程。他说："生之有长，长之有老，老之有死，若四时之代谢矣。"以此批判长生不老的虚幻。另外，桓谭还注意到，人类由于在社会中屡遭"衰薄弱气，嫁娶又不时"，加之"勤苦过度"，使许多人"筋骨血气不充强，故多凶短折，中年夭卒"。从而发现了人的日常生活状况，其实与养生有着密切的关系。

4. 王充的唯物主义养生思想

王充（约公元27～100年），是继桓谭之后的又一位伟大的唯物主义思想家和战斗的无神论者。他曾针对自西汉以来官方所倡导的、在民间广泛流行的封建神秘主义风俗习惯，进行了全面的批判。他的重要著作《论衡》一书中，也同样闪烁着许多养生方面的思想光辉。

第一，王充认为物质是决定精神的。他充分肯定了人体这个物质的东西。他说："人生与天地也，犹鱼之于渊，虮虱之于人也。因气而生，种类相产。"又说："人，物也，万物之中有智慧也。"王充在正确解释形神关系的基础上，更加发挥了桓谭用烛火之喻说明精神不能脱离形体的思想。他在《论衡·论死》篇中指出："天下无独燃之火，世间安得有无体独知之精?"这是说世界上不可能有独自燃烧的火（基于当时科学水平的认识），社会上也不可能有离开人体而存在的精神。因此，"人之死，犹火之灭也"。不值得大惊小怪，也不会在死后还有什么神灵存在。

第二，批判董仲舒的"天人感应"。王充从唯物主义的观点出发，认为人的生命是一种自然成长过程。他说："物以春生、夏长、秋而熟老，适自枯死。"其与天意毫无关系。天，既不能赏善人活得长寿，也不能罚恶人死得绝早，正是"恶人之命不短，善人之年不长"。所谓仁者长寿，仁者成仙，只不过是董仲舒骗人的一套鬼话。他指出："物无不死，人安能仙?"从而坚持了唯物主义的生命观。

第三，主张节制嗜欲。王充曾在《论衡·言毒》篇中详细阐述了嗜欲的危害。他说："美酒为毒，酒难多饮；蜂液为蜜，蜜难多食。"指出"美味腐腹，好色惑心"。因而要求人们注意节制嗜欲，做到"非正色，目不视；非正声，耳不听"。以适合心理卫生的要求。

第四，提倡优生学。在王充的养生理论中，还提出了要妇女们少生和优生子女的主张。他说："妇人疏子者，子活；数乳者，子死。何则? 疏而气渥，子坚强；数乳而气薄，子软弱也。"他为什么要提出优生呢? 这是因为他已经发现人的体质先天如何，对后天身体的强弱有着重要的影响。他曾在《论衡·人寿》篇中写道："夫禀气渥则其体强，体强则其命长；气薄则其体弱，体弱则命短，命短则多病。"王充把人的生命长短，与遗传因素和体质强弱联系起来看，这是正确的。但他认为体质的强弱完全取决于"禀气"的渥与薄，这就把先天的作用绝对化了。

第五，注意研究养生。由于王充已经意识到"养性自守，适食则酒，闭明塞聪，爱精自保。适辅服药导引，庶希性命可延"，所以在他的晚年时期，曾专门做了养生的研究工作。《自纪》篇云："年渐七十，发白齿落，日月逾迈，乃作养生之书，凡十六篇。"令人遗憾的是王充的养生著作已经失传，使我们今天再也无法对王充的养生思想进行全面深入的探讨。

当然，由于时代和科学的局限，王充的养生思想中也有应当摒弃的东西。例如，他曾经否定导引的作用说："按草木之生，动摇者伤而不畅；人之导引，动摇形体者，何故寿而不死？夫血脉之藏于身也，如江河之流地，江河之流，浊而不清；血脉之动，亦扰不安。不安则犹人勤苦无聊也，安能得久生乎。"① 这种否定运动养生的说法，是我们在肯定王充的养生思想时，所必须给予指出的。

 **养生方法的发展**

与先秦时期相比，秦汉三国在养生方法方面有了新的发展。除了导引、按摩和行气在原有的基础上有所进步外，这一时期还出现了新的"却谷养生"的内容。

————————————

① 《论衡·道虚》。

### 1. 导引的发展

春秋战国时期，导引虽是养生活动的一个重要内容，但有关具体导引术势的记载不详，只有"熊经鸟伸"等模仿动物形态的单个动作名词。到了秦汉三国，导引术势有了很大的发展，并被广泛地运用于医疗和养生。例如汉代名医张仲景说："四肢才觉重滞，即导引吐纳、针灸膏摩，勿令九窍闭塞。"① 华佗也在《中藏经》中说："导引可以逐客邪于关节。"又说："宜导引而不导引，则使人邪侵关节，固结难通。宜按摩而不按摩，则使人淫随肌肉，久留不消。"② 由于导引的健身作用明显，所以当时不少人都"仰慕松、乔导引之术"。③ 并出现了许多精于导引术势的方士。故《后汉书》还特辟有"方士列传"一章。秦汉三国时期有关导引的发展，最能说明问题的是马王堆《导引图》和华佗《五禽戏》。

（1）马王堆《导引图》

这是 1973 年底在湖南长沙马王堆三号汉墓出土的文物，他是迄今为止我国考古中发现时代最早的一件导引图谱。《导引图》的出土，为我们研究和了解秦汉三国时期的导引术势，提供了极有价值的实物史料，引起了国际国内医学界和体育界的普遍注意和重视。

马王堆《导引图》原缺总名，也没有序跋和作者，更没有绘制年代及日期。它是绘在高 50 厘米、长 100 厘

---

① 《金匮要略·方论》。
② 《中藏经·论诸病治疗交错致于死候第四十七》。
③ 《后汉书·逸民传》。

米、宽 100 厘米的一副缯帛的后半段上，上面绘有 44 个演练导引的动作图像，其造型均不一样。共上下 4 排，每排 11 人。人像高 9 ~ 12 厘米。从形态和服饰来看，有男有女，有老有少；有的穿长袍，有的穿短裙短裤，甚至有裸背的。图形都以黑色线条勾画轮廓，然后填以朱红或青灰带蓝色，除个别人像手持器物外，没有别的背景。

从动作的形态分析，《导引图》（见图一 ［1 – 3］）

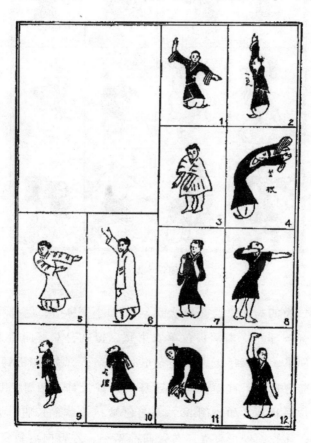

图－－1

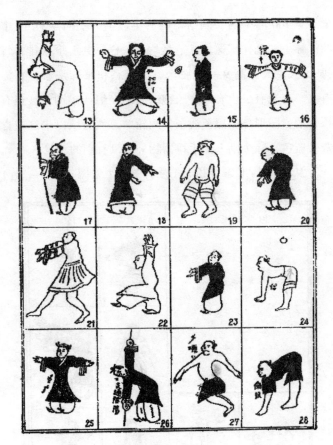

图——2

可分为四类：一类是呼吸运动（如小图44），题"卬
溏（仰呼）"，着深褐色单衣束腰，挺胸，双臂向后上
方伸举，做深呼吸。一类是肢体运动，（如小图8），
着蓝色长服，直立，向左转身，头微上仰，两臂平肩
作拉弓状。又如小图30，题名已缺，着蓝色长服，束
腰，赤襟，侧身直立，右臂向前斜举，左臂向后斜身。
再如小图24，题"信（伸）"，裸上体，着棕灰色短

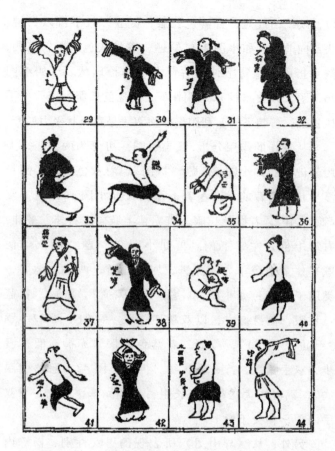

图一一3

裤，昂首伸颈，弯腰前趋，双手向下。一类是仿生动物，如小图 43，题"木候（沐猴）灌引炅中"，裸上体，蓝色裙裤，赤脚，作转体运动，口部作啸呼状。又如小图 38，题"爰溇（猿呼）"，着蓝色长服，束腰，右手向上斜伸，左手向外下斜展，似作啸呼状。再如小图 37，题"熊经"，着棕灰色长服，束腰，半侧身作转体运动，两臂微屈向前。一类是带器械运动。如小图

47

17，缺题，戴冠，着蓝色长服，侧立，双手持以长棍，头部向前。又如小图 13，缺题，着棕灰色长服，束腰，侧身折腰，左臂上伸，右臂向下作拾球状。再如小图 26，题"以丈（杖）通阴阳"，着蓝色长服，束腰，手执长棍，弯腰下俯，利用棍棒使双手呈直线状极力展开。

从动作的作用分析，《导引图》可分为两类：一类用于健身：如小图 6，题"折阴"，着灰色长服，侧身漫步状，右臂前举，左臂下垂。又如小图 16，题"复（腹）中"，着棕色长服，直立，上肢向左右外方平伸，右掌上仰，左掌下俯。再如小图 28，题"俩欮（俛厥）"，着蓝色单衣，赤脚，屈体昂首，两手触地。一类用于治病：如小图 33，题"引膝痛"，戴冠，着蓝色长服，侧身挺立，以双拳搓腰眼。又如小图 32，题"引肤责（积）"，戴冠，着蓝色长服，赤裤，低首漫步，双手相拱，持一袋状物。再如小图 42，题"引温病"，戴巾帻状，着蓝色长服，赤襟赤裤，直立，举双手向前，相交于额上。

另外，从《导引图》所表现的男女性别、操练内容，以及服饰差别等情况看，都是混杂相间的，缺乏严格的分类，估计是对当时导引术势的一种资料汇编，而且是没有经过系统加工整理的资料汇编。

（2）华佗《五禽戏》

华佗（公元 110～207 年），别名旉，号元化，安徽亳县人。华佗医德高尚，医术高明。曾使用全身麻醉剂为病人"刳破腹背，湔洗肠胃，除去积秽"，手术缝合后，再"傅（缚）以神膏，四五日创愈，一月之间平复"。① 华佗又"晓养生之术，时人以为年且百岁而貌有壮容"。② 后因不愿意做曹操的侍医而被杀害。

华佗批判地继承了前人的养生理论，并结合自己的人体生理知识，认识到导引在养生方面有着积极的作用，运动对于人体健康有着特别积极的影响。他说："人体欲得劳动，但不当使其极耳。动摇则谷气得消，血脉流通，病不得生。譬犹户枢，终不朽也。是以古之仙者，为导引之事。熊经鸱顾，引挽腰体，动诸关节，以求难老。"③ 这是提倡经常导引形体，以预防疾病的发生。这种重视身体锻炼和预防疾病的思想，在当时条件下是难能可贵的。不仅如此，华佗还根据"户枢不蠹，流水不腐"的理论，结合前人的导引经验，模仿动物形态创编了套路式的导引术势《五禽戏》，从而开了以套路为形式的中国导引养生的先河。

《华佗别传》曾有记载说："佗语普曰：吾有一术，名五禽之戏。一曰虎，二曰鹿，三曰熊，四曰猿，五曰鸟。亦以除疾，兼利蹄足，以当导引。体中不快，起作一禽之戏，沾濡汗出，因以著粉，身体轻便，腹中欲食。"④ 文中的普，指吴普，是华佗的弟子。据说他遵照华佗的教导，常年坚持五禽戏锻炼，活到九十余岁时，依然"耳目聪明，齿牙完坚"。从中我们可以看到华佗的《五禽戏》主要是用以活动人体筋骨、血脉，帮助消化吸收，以达到增强体质、预防和治疗疾病的目的。因此，华佗《五禽戏》的功效应是兼顾健身和治疗两个方面，其设计比较科学。例如虎戏，是模仿虎的前肢扑动，借以锻炼前肢（上肢）的运动。鹿戏，是模仿鹿的伸转头颈，借以锻炼头部肌肉群的头颈运动。熊戏，是模仿熊的侧卧动作，借以锻炼躯干部分的侧屈运动。猿戏，是模仿猿的脚尖纵跳，以锻炼下肢的运动。鸟戏，是模仿鸟的展翅飞翔，以锻炼上肢关节和胸部肌肉，帮助呼吸的运动。

另外，从这五种动物的动作特点看，我们也可以想见这《五禽戏》当是各具特色、风格各异的。如虎者，其动作一定表现为勇猛力大，威武刚健。如鹿者，其动作一定表现为心静体松，动转舒展。如熊者，其动作一定表现为步履沉稳，力撼山岳。如猿者，其动作一定表现为敏捷灵便，轻松自如。如鸟者，其动作一定表现为悠然自得，轻翔轻落。而将五者连贯起来，正好是一套动静结合、刚柔相间的理想的健身操。

当然，由于历史的原因，华佗的著作未能留传下来，因此，有关华佗《五禽戏》的具体动作，我们只能借助陶弘景的《养性延命录》来了解，这应该是最接近于华佗原著的内容。现将原文录之于下。

　　虎戏者：四肢距地，前三踯，却二踯。长引腰，乍却；仰天即返。距行，前、却各七过也。

　　鹿戏者：四肢距地，引颈反顾，左三右二，左右伸脚，伸缩亦三亦二也。

熊戏者：正仰，以两手抱膝下，举头，左僻地七，右亦七。蹲地以手左右托地。

猿戏者：攀物自悬，伸缩身体，上下一七、以脚拘物自悬，左右七。手勾却立，按头各七。

鸟戏者：双立手，翘一足，伸两臂，扬眉用力，各二七。坐，伸脚，手挽足趾各七，缩、伸二臂各七也。①

从文献记载看，华佗《五禽戏》比之马王堆《导引图》，应该说是又前进了一大步，主要是开创了以套路为形式的导引术势。这对后世创编"八段锦"、"太极拳"等，无疑提供了重要的科学范式。

2. 行气的发展

行气，在这一时期还可以称为"食气"、"导气"。《论衡·道虚》中有关于李少君、东方朔等人"以导气养性"的记载。曹丕《典论》中有关于"甘始亦善行气，老有少容"的记载。《后汉书·方术列传》里也说到上党人郝孟节，"能结气不息，身不动摇，状若死人，可至百日半年"。看来他的行气功底已经很深了。这些记载都反映了当时行气活动的广泛性。至于当时的行气功法，也都比先秦时期有更大的进步，并出现了行气的经典著作。

（1）《参同契》的行气法

《参同契》，亦称《周易参同契》，作者为后汉浙

---

① 陶弘景：《养性延命录》，《云笈七签》卷32。

江绍兴人魏伯阳（约公元 100～180 年），字云牙。他博学多识，对道学造诣尤深，传说他得古人《龙虎经》，领悟其中奥妙，并将周易、黄老、炉火三家学说融为一体，而写成《参同契》。书中以易为经，以阴阳为纲，阐养生之道，述行气之理，创炼丹之法，是我国古代有关行气理论和功法的经典著作，在养生史上占有很重要的地位。

例如在行气养生方面，《参同契》说："惟昔圣贤，怀玄抱真，服炼九鼎，代迹隐论，含精养神，通德三元，精液凑理，筋骨致坚。"认为注意体内精气神的修养，以充沛浑身，即可使精液循环和谐、筋强骨壮，从而健康人体。所以《参同契》的行气方法，主要是从入静、意守开始，经过调息、调和、调身、无念，而达到精神的高度集中，以达到养生的效益。魏伯阳曾在《参同契》中这样介绍道："耳目口三宝，固塞勿发扬。真人潜深渊，浮游守规中。"意思是说，行气首先要注意入静的三项要领，即：口闭、目合、耳无所闻。然后完成精神内守、意念专一、气沉丹田的意守过程。接下去就是运气调息，"旋曲以视览，开阖皆合同。为已之轴辖，动静不竭穷"。做到"离气内营卫，坎乃不用聪。兑和不以谈，希言顺鸿濛"。就是说调息时，要回眼内视形体，让呼吸的气息均匀缓慢地升降。此处功法的关键就是一动一静、气息绵绵。然后做到眼睛内视，两耳不外听，闭上嘴不说话，默默地听从气的运行。

《参同契》还对调和、调身、无念等过程，提出了明确的练习要求。说："三者即关键，缓体处空房。委志归虚无，无念以为常。证难以推移，心专不纵横。寝寐神相抱，觉悟候存亡。"意思是说要在眼耳口三者关闭之后，再坐在静室中把身体放松调和。调和时要把心放在"道"上，以无思无虑为原则。并指出若思虑不定，难得功效。因此必须一意专心，而不思西想东。即使睡眠时也要保持神形合一，而醒来时则要察看神形是否分离。至于这样的行气效果，《参同契》说：将是"颜容寝以润，骨节益坚强。排却众阴邪，然后立正阳"。容光焕发，筋骨坚强，正气充沛，病邪不能侵。如果能进行持之以恒的练习，那更是"庶气云雨行，淫淫若春泽，液液象解冰"。庶气即真气。真气就会像云起雨行，不断地在身体中流动着，犹如春雨润苗一般，又如坚冰消解似的。这种真气的运行方向是："从头流至足，究竟复上升。往来洞无极，怫怫被容中。"从头顶一直流到脚下，然后返回来又往上升。一往一来畅通无阻而又无尽无穷，功夫的效应则显现在容貌之中。《参同契》从行气的功法，一直介绍到行气的要求和行气的效果，确是一本不可多得的古代行气专著。

（2）《老子想尔注》的行气法

《老子想尔注》是老子《道德经》的一个注释本，一名《老君道德经想尔训》，为东汉时"五斗米道"的创始者张道陵所著。张道陵（公元 34～156 年），原名张陵，江苏丰县人。

张道陵在理论上提出"精"对于人的生存是非常

重要的。他说："古仙士实精以生，今人失精以死，大信也。"所谓"精"，是指精气。王充在《论衡·论死》篇中说："人之所以生者，精气也。"故张道陵认为：精满、精盛，乃是健康强身的标志。他又提出"神"为人体健康长寿的基本要素。他说："积精成神，神成仙寿，此为身宝矣。"故神静、神安是养生活动的根本。

关于行气的功法，张道陵认为：凡行气养生者，首先要一门心思，诚心立定，勤学苦练，明晓"清静"的道理。"真思志道，学知清静"，然后才能行气。至于如何行气，张道陵提出了三点要求：一是学会"胎息"。胎息，就是像胎儿那样，在肚脐部位进行微弱呼吸。正所谓"为柔致气，法儿小时"。其运气的要求是深、长、匀、细、绵绵若存。其运气的线路是在任脉、督脉之间。其运气的目的是能在丹田发气，以蓄养脑髓。

二是控制好情绪，要"性情不动，喜怒不发"。做到不大喜大怒，不忧愁悲伤，不恐惧惊慌，不思虑过度，不情欲过度。养成平心静气，清静寡欲的性情。还要排除杂念，消除不良心念，清除极端邪想，从而"弱其恶志，气归髓满"。他认为这样才可以静以养气，使气贯丹田。保证气血畅通，达到健骨强身的目的。

三是掌握行气的时机。张道陵认为："师设晨暮，清静大要。"主张行气时机应选择在早晨大地清新、阳气上升之时进行。或选择在晚上万籁俱寂、阴气退符之时进行。认为这两段时间内行气，最能抑制大脑皮层活动，收到静神益脑的良好效果。

（3）《太平经》的行气法

《太平经》是我国道教最早的一部经籍，成于东汉时期，距今 1900 多年，计有 170 卷。现有 1960 年中华书局出版的由王明编的《太平经合校》本。《太平经》行气功法主要是"守一养性"。什么是"一"？"一者，数之始也；一者，生之道也；一者，元气所起也；一者，天之纲纪也"。又说："一者，心也，意也，志也。念此一身中之神也。"由此可见，"夫一者，乃道之根也，气之始也，命之所系，属众心之主也"。也就是说："一为精，一为神，一为气。此三者，共一位也，本天、地、人之气。神者受之于天，精者受之于地，气者受之于中和，相与共为一道。"因此，"三者相助为治，故人欲寿者，乃当爱气、尊神、重精也"。在这里，《太平经》讲了人是由精、气、神组成的，三者合而为一。可见，这个"一"实际就是指人之身。所以"古今要道，皆言守一，可长存而不老"。因为"人有一身，与精神常合并也。形者乃主死，精神者乃主生。常合即吉，去则凶。无精神则死，有精神则生。常合即为一，可以长存也"。"故圣人教其守一，言当守一身也。念而不休，精神自来，莫不相应，百病自除，此即长生久视之符也"。

那么什么是"守一"呢？守一是指内丹练习，就是一种气功训练。因为人"本于阴阳之气，气转为精，精转为神，神转为明，欲寿者当守气而合神，精不去其形，念此三合以为一"。所以守一在方法上就是将意念贯注于自身的某一固定部位，或运行于自身的一定路线。《太平经》特别提出："故守一者，延命；二者，与凶为期；三者，为乱治；守四、五者，祸日来。"认为守一对于行气养生非常重要。若行气不能守一，不仅不能强身，反而对身体有害。

《太平经》对守一有着具体的描述，如"守一精明之时，若火始生时，谨守勿失，始赤，久久正白，久久复青，洞明绝远，还以理一，内无不明，百疾除，守之不懈，度世超腾矣"。并提出："久即彬彬自见，身中形渐轻，精益明，光益精，心中大安，欣然若喜，太平气应矣。修其内，反应于外，内以致寿，外以致理，非用筋力，自然而致太平矣。"所以《太平经》说："守一明法，长寿之根，万神可御，出光明之门。"又说："守一复久，自生光明，昭然见四方，随明而远行，尽见身形容，群神将集，故能形化为神。"

"守一养性"是《太平经》中的主要行气功法，因此对其练习的要求也说得最具体。如："守一之法，不言其根，谨闭其门；不敢泄漏，谨守其神；外暗内明，一乃可成。""守一之法，四方皆暗，腹中洞照，此太和之明也，大顺之道。""守一之法，内有五守，外有六候，十一之神，同一门户。""守一之法，乃万神本根，根深神静，死之无门"等等。概括起来有以下几点。

第一个要求是：勤学苦练，无致巧意。《太平经》说："故守一之道，养其性，在学之也。"这是从总体原则上要求练习"守一"的功法时，要勤学苦练，专心致志，树立信心和恒心。而在具体方法上的要求则是："守一之法，皆从渐起，守之积久，其一百日至。"或"守一之法，有三百六十六数。数有一精，精有一神，守一功成，此神可睹"。此外，要求练习中不要投机取巧，不要想走捷径和急于求成。"守一之法，无致巧意，一乃自效"。认为只有既勤学苦练，又无致巧意的人，才能对"守一功法"学以至精，获得实效。

第二个要求是：心情愉快，排除杂念。《太平经》云："欲乐第一者，宜象天。象天者，独老寿。"这就是所谓的"乐天者，长寿"。但是心情愉快不等于要求狂欢。《太平经》认为：喜悦过度对人体也是有害的，会伤害肺脏和肝胆，造成神经系统失调紊乱。故"夫欲守一，喜怒为疾，不喜不怒，一乃可睹"。又说："用心清静专一，故能致瑞应也。"所谓瑞应，就是祛病延年。这句话是说，只有排除思想杂念，行气时才能入静，入静才能养性，养性才能得到祛病延年的效果。因此，《太平经》指出："求道之法，静为基先"。又说："守一之法，百日为小静，二百日为中静，三百日为大静。"以此说明静，是守一养性功法的前提。而入静的前提，则是排除杂念，做到无思无虑。

第三个要求是：环境幽静，坐卧舒适。《太平经》云："守一之法，始思居闲处，宜重墙厚壁，不闻喧哗之音。"讲得很明确，这是说行气当选择静僻的地方，不要受喧哗叫嚣声音的干扰，所以古代养生家有很多都是在深山老林里"修道"的。又说："夫欲守一，乃与神通，安卧无为，反求腹中。"（腹中是指肚脐下的丹田部位）这里要求练守一功法时，人要静心无为，坐卧舒适，用腹式呼吸的方法，把"真气"反复聚集于丹田。

总之，"守一之法，老而更少，发白更黑，齿落更生。守之一月，增寿一年；两月增寿二年；以次而增之"。因此，"夫守一者，可以度世，可以消灾，可以事君，可以不死，可以理家，可以事神明，可以不穷因，可以理病，可以长生，可以久视"。由此可见，《太平经》虽然是一部以宣扬宗教唯心论为主要内容的道教著作，但在其养生方面有着自己的贡献，无论是关于静养的理论，还是关于守一的功法训练，都值得进行更深入的讨论和研究。

### 3. 却谷的出现

却谷，又称辟谷、断谷、绝谷、绝粒等。古人将粮食、蔬菜等植物食品泛称为"谷"，所谓却谷，实质就是不进饮食。却谷也是古代养生术的一种，常与行气、导引一起进行。《淮南子·人间训》中有这样的记载："单豹倍世离俗，岩居而谷饮，不衣丝麻，不食五谷，行年七十，犹有童子之颜色。"又有《后汉书·方术列传》载："郝孟节能含枣核，不食可至五年、十年。"这单豹、郝孟节都是采用的却谷养生法。

关于却谷养生的具体方法，我们还可以从1973年长沙马王堆三号汉墓出土的《却谷食气》篇中来了解。这是迄今所发现的唯一有关却谷养生的专著，它与同时出土的《导引图》收在同一幅缯帛上。从出土的《却谷食气》篇看，虽然有不少文字残缺，不能全面了解其原意，但大体上可以窥测出秦汉三国时期有关却谷养生法的大略。如原文中有这样一段话："为首重足轻体轸，则吹呴之，视利止。"大意是说，如果因却谷而引起头重脚轻时，便施行吹呴吐纳的呼吸运动，就可以克服这种现象。又如原文说："春食一去浊阳，和以□光、朝霞。""夏食一去阳风，和以朝霞，行暨。""秋食一去凌阴，和以沆瀣，□阳铣光，输阳输阴。"这是说明却谷还要考虑不同的自然环境和季节情况，与食气配合进行。

在却谷养生中，对食气的要求也很具体。例如："年廿者，朝廿暮廿，二日之暮二百。年卅者，朝卅暮卅，三日之暮三百。依此数推之"。① 对不同年龄的人，其早晚食气的次数，都有明确的规定。

却谷养生并不是一开始就能做到的，应该有一个人体慢慢适应的过程。《却谷食气》中曾提及："却谷者，食石韦"。这与曹丕《典论》中说郄俭"能辟谷，饵茯苓"的记载是一致的，也和《后汉书·方术列传》里有关郝孟节的记载是一致的。将这些材料对应起来看，就能知道，却谷者一开始是要寻找其他东西来代替谷物，以渡过饥饿感这一难关的。当然，即使工夫深了，也不是绝对一点东西不吃，而是吃少量的替代物。如《汉武帝内传》中就记录了一个名叫封君达的人，他"初服黄连五十余年，入鸟举山，服水银百余

---

① 《却谷食气》。

年，还乡里，如二十者"。① 他是以黄连和水银来代替谷物的。

总之，却谷养生，用现在的观念看，是不符合营养学理论的，但我国古代又确实有记载有人采用却谷养生而收到了祛病延年的效果。因此，对于古代养生中的"却谷"还有待于进一步的探讨和研究，看来既不能盲目地加以否定，也不能轻率地加以宣传。要给它以科学的解释，揭示出其中的奥秘。

##  养生代表人物档案

秦汉三国养生理论和方法的发展与进步，为当时人们的普遍养生活动提供了理论的依据和实践的可能，因而有可能涌现出一大批的养生人物。这些人物中，除了史书中记载的一些方术之士以外，还包括许多著名的政治家和军事家。他们再也不是先秦时期关于彭祖之类的传说了，而是真人真事。例如秦始皇就是其中的一个。他在"焚书坑儒"时明令：农书、医书、养生书不烧。为了能长寿，他还派方士徐福带"童男女数千人，入海求仙人"，寻仙药。也就是这个徐福，在寻找仙药的过程中漂泊到日本，后来竟成了日本的开国者——"神武天皇"。又如汉武帝也曾希望自己长生不老，服食仙药，结果中毒身亡。虽然他们企求通过养生而能长生不老的想法是不现实的，在所采取的

———————
① 《后汉书·方术列传》。

养生方法上也有商榷的地方，但他们毕竟是在进行养生的实践，从而影响了当时的社会民风。下面是这一时期几位养生代表人物的档案。

1. 汉初养生代表人物——张良

张良（前？~前186年），汉初大臣，字子房，传为安徽亳县人。有关张良的事迹，在《史记》和《汉书》上均有记载。如年轻时曾行刺过秦始皇而未遂。张良长得很瘦小，外貌像妇女，且体弱多病。《汉书·张良传》曰："良多病，未尝特将兵，常为画策臣，时时从。"也许正是这个原因，所以当张良跟汉高祖入关时，曾有一年多时间闭关不出，在家中专门进行导引和却谷的养生活动，以疗病和健身。"良从入关，性多疾，即道引不食谷，闭门不出岁余"。①孟康注曰："道读导"。"道引不食谷"，就是"服辟谷药而静居行气"。

我们知道，张良是汉初的第一功臣，立功最多，然而他在功成名就时，并没有留恋荣华富贵，而是闭门不管人间事，学习辟谷练导引。他曾说："家世相韩，及韩灭，不爱万金之资，为韩报仇强秦，天下震动。今以三寸舌为帝者师，封万户，位列侯，此布衣之极，于良足矣。愿弃人间事，欲从赤松子游耳。"②赤松子是传说中的养生家，张良是要像赤松子那样，"学辟谷、导引、轻身"。他后来确实曾根据自己的意

---

① 《汉书·张良传》。
② 《史记·留侯世家》。

愿去进行辟谷、导引的养生活动："乃学道，欲轻举。高帝崩，吕后德良，乃强食之，曰：人生一世，如白驹之过隙，何自苦如此！良不得已，强听食。"① 他是在吕后的劝说下，才不得不放弃辟谷之类的养生活动。但张良确实曾获得了养生的效果，他是在高祖死后6年才离开人世的。

2. 东汉养生代表人物——王真

王真，字叔经，上党人。据《后汉书·方术列传》载："王真年且百岁，视之面有光泽，似未有五十者。"可见他是很善于养生的，而且效果也很好。关于王真的养生方法，主要有三条：一是登山旅游；二是行胎息、胎食（咽液养生法）之方；三是保持正常的性生活。他曾自己介绍道：吾之养生，"周流登五岳名山，悉能行胎息、胎食之方，嗽舌下泉咽之，不绝房室"。② 有关王真的养生方法，在《汉武帝内传》中也有类似记载。云："王真，字淑经，上党人。习闭气而吞之，名曰'胎息'。习嗽舌下泉咽之，名曰'胎食'。真行之，断谷二百余日，肉色光美，力并数人"。

3. 三国时的代表人物——曹操

曹操（公元155～220年），字孟德，小名阿瞒，安徽亳县人。他是魏国的奠基人，三国时杰出的政治家、军事家、诗人。曹操具有唯物主义的养生观，重视导引。建安十二年，他曾作了一首著名的诗篇《龟

① 《史记·留侯世家》。
② 《后汉书·方术列传》。

虽寿》。诗中这样写道:"神龟虽寿,犹有竟时;腾蛇乘雾,终为土灰。老骥伏枥,志在千里;烈士暮年,壮心不已。盈缩之期,不但在天;养怡之福,可得永年。"曹操认识到,虽然神龟能活三千年,但还是有死亡的一天。腾蛇虽然能腾云驾雾,但终究还是要化为尘土。人啊也有生长老死,而自己已在"暮年",但他仍要壮心不已,像老骥伏枥那样,在有生之年继续完成一统大业。另外他又认识到,人的寿命长短,不在天命,只要坚持有效的养生活动,人类还是能够延长寿命、尽享永年的。

曹操一生中除从事政治和军事活动外,与养生活动也曾结下不解之缘。他经常同养生家交往,学习和实践着一些养生方法。据《后汉书》记载,当时的养生家"甘始、元放、延年,皆为操所录,问其术而行之"。① 这几个养生家"皆百余岁及二百岁也"。又有张华《博物志·方士》载:"魏武帝好养性法,亦解方药,招引四方之术士。如左元放、华佗之徒,无不毕至。"又说:"魏时方士,甘陵有甘始,庐江有左慈,阳城有郗俭。始能行气导引;慈晓房中之术;俭善辟谷不食。悉号三百岁人。凡如此之徒,武帝皆集之于魏,不使游散。"《千金要方》中还记述了曹操一次向皇甫隆请教养生术的故事。曹操问曰:"闻卿年出百岁而体力不衰,耳目聪明,颜色和悦,此盛事也。所服食施行导引可得闻乎?"皇甫隆答曰:"尝闻道人蒯京

① 《后汉书·方术列传》。

已年一百七十八而甚丁状。言人当朝朝服食玉泉，琢齿，使人丁状，有颜色，去三虫而坚齿。玉泉者，口中涎也。朝旦未起，早漱津，令满口乃吞之。琢齿二七遍。如此者乃名炼精。"咽涎和琢齿，确实是很有效的养生方法，已为现实养生实践所证明。

当然，曹操虽然重视养生，实践养生，也只是活了 66 岁的年纪，这与他的戎马生涯和操劳过度不无一定的关系，也与他的醉饮、贪食、好色、侈欲等日常生活有着千丝万缕的联系，所以不可能会"尽其天年"。但就 66 岁而言，这在当时他所处的社会环境和卫生设施条件下，也算得上是一个长寿的数字了。

# 第四章　两晋南北朝养生的
多元发展

　　公元 265 年，司马炎篡魏建立西晋，逐渐统一了中国。但由于统治集团的极端腐败及内部倾轧，大大激化了阶级矛盾和民族矛盾，终致西晋灭亡和少数民族大举进入中原。继西晋之后，东晋和南朝的宋、齐、梁、陈相继在江南建立政权，维持偏安局面共 270 年。与此同时，北方各族豪酋彼此混战，争夺地盘，先后建立十六国和其他割据政权，与南方长期对峙。公元 370 年，前秦统一北方，但"淝水之战"后，其统治逐渐瓦解，北方再度分裂。公元 439 年，北魏统一北方，后又分裂为东魏、西魏、北齐、北周，历史上称为"北朝"。直至公元 581 年，北周杨坚迫周静帝禅位，建立了隋朝，中国才又得到统一。

　　整个两晋南北朝时期，是中国历史上一个战乱频繁、分裂割据的时代。除短期的统一和局部安定外，黄河流域长期战乱不休，人民苦难深重，社会动荡不安。经济、文化、科学等均遭到空前浩劫，加之统治集团的奢靡腐朽生活，文人学士的清谈风尚，以及佛教、道教和玄学的盛行，致使这一时期的养生带有明显的多元发展特征。具体表现在养生开始与玄学、道教、佛教、医学、儒学等分别联系在一起，从而走上了各自不同的发展道路。

## 玄学与养生

所谓玄学，是魏晋时期的一种哲学思潮。主要是用老庄思想，糅合儒家经义，以代替衰微的两汉经学。玄学是一种客观唯心主义思想体系，它主张"以无为本"，鼓吹虚无寂静、动中求静，企图在纷乱的社会中明哲保身。在玄学影响下的养生，偏重于精神修养，偏重于服食"灵丹妙药"，而对身体运动却比较忽视。甚至不惜残害自己的身体，这方面以"竹林七贤"为代表（嵇康、阮籍、阮咸、山涛、向秀、王戎、刘伶）。他们的人生观是："千年亦死，百年亦死；仁人亦死，凶愚亦死。生则尧舜，死则腐骨。腐骨一矣，孰知其异。且趣当生，悉遑死后。"[1] 因此，他们几乎都是以纵酒行乐、放荡不羁、醉生梦死的方式进行生活。

如阮籍，"嗜酒、能啸、善弹琴，当其得意，忽忘形骸，则人多谓之痴"。[2] 又如阮咸，经常与群猪一起共饮。刘伶则是"常乘鹿车，携一壶酒，使人荷锸而

---

① 《列子·杨朱》。
② 《晋书·阮籍传》。

随之，谓曰：死便埋我"。① 他们这种过度纵酒，不爱惜身体的做法，显然是与养生的宗旨背道而驰的。但是在另一方面，又要看到在他们及时行乐、糟践身体的背后，却又隐藏着对人生、生命、命运、生活的强烈追求和留恋，这是他们的实质。正因为醉生梦死的现象背后深藏着的是他们对人生的无限留恋，所以才有可能在倡导玄学的同时研究养生问题，从而使养生与玄学相结合，形成了"玄学养生"的一派。这中间贡献最大的首推嵇康。

嵇康（公元 224～263 年），字叔夜，安徽宿县人。魏晋时的文学家、思想家、音乐家。他崇尚老庄，讲究养生服食之道，著有《养生论》、《答难养生论》和《宅无吉凶摄生论》等养生论文，为"竹林七贤"之一，与阮籍齐名。嵇康是曹操的孙女婿，因反对司马氏集团而终身不入仕途，专心于哲学、文学、音乐、养生等方面的研究，造诣颇深。然而最终还是被司马氏以"非孔谤圣"的罪名所杀害，时年 39 岁。嵇康在养生的理论方面提出：

### 1. "保神"养生

嵇康认为，精神因素是很重要的，它能改变人体正常的生理功能。他曾举例说："服药求汗，或有弗胜；愧情一集，涣然流离。"② 吃发汗药未必能有汗出，而愧悔之情却能使人汗流浃背。这是何故？原来是精

---

① 《晋书·刘伶传》。
② 《养生论》。

神在起作用。他又举例说："终朝未餐，嚣然思食；曾子衔哀，七日不饥。"① 人一天不吃饭就会感到饥饿，而过度悲哀的曾子，七天不食还不觉饥。这又是何故？原来也是精神在起作用。因此，养生要注意"保神"，注意精神的健康。

他指出："喜怒悖其正气，思虑销其精神，哀乐殃其平粹。"故养生者应该是"清虚静泰，少私寡欲。旷然无忧患，寂然无思虑"。既不"争巧于荣辱之间"，也不以"嗜欲为鞭策"，更不"以酒色为供养"。② 嵇康在《答难养生论》中还明确提出了养生当克服"五难"的问题。哪五难？即"名利不灭，此一难也；喜怒不除，此二难也；声色不去，此三难也；滋味不绝，此四难也；神虚精散，此五难也"。嵇康认为，五难不除，难以养生。而这五难都是从精神方面着眼的，可见嵇康是很强调"保神"养生的。

另外，在养神方面，嵇康还发现音乐对于人体具有调节精神、宣和养气的作用。他曾说，西汉文帝时的盲乐师空头公之所以活了180岁，除了他导引养形的功效外，还因为他能利用音乐调节精神的结果。所以嵇康得出结论：音乐能"去邪纳正，宣和养气"③，有助于人的延年益寿。这与现在的科学见解是相吻合的。

2. 重视养形

嵇康在提出保神养生的同时，也提出了养生要注

---

① 《养生论》。
② 《答难养生论》。
③ 《琴赞》。

意养形的问题。认为养生应该是"形神相亲，表里相济"①。至于如何养形？嵇康在《养生论》中提出了三点主张：一是进行行气锻炼。他说："又呼吸吐纳，服食养生。"认为行气有很好的养生效果。

二是注意生活起居。嵇康认为，养生应注意吸收饮食中的营养，并指出不同的食物有不同的营养成分。"所食之气，蒸性染身，莫不相应"。② 这是说人吃了不同的食物，吸收了不同食物的营养物质，在身体中起到了不同的滋养作用。但是嵇康又认为："饮食不节，以生百病。"营养过剩也不符合养生之道。所以他说："以不得逾时之命，而将养有过倍之隆。温肥者早终，凉瘦者迟竭，断可谓矣。"③ 意思是说，人体需要的营养物质是有一定限度的，人的生命也是有一定年限的。过剩的营养会使人发胖而早死，然枯瘦的人却可以多活几年，这种现象在日常生活中是屡见不鲜的。这就是"穰岁多病，饥年少疾"的原因。因此他说，养形需要有营养，但营养不能过剩。况且好吃的东西不一定都有营养，往往是"味之者口爽"，而"服之者短祚"④。

除注意饮食外，嵇康认为起居也应当予以足够的注意。他说："好色不倦，以致乏绝；风寒所灾，百寿所伤。"指出风、寒会影响人的寿命。又说："夫多饮

---

① 《养生论》。
② 《宅无吉凶摄生论》。
③ 《宅无吉凶摄生论》。
④ 《宅无吉凶摄生论》。

而走，则为胆支；数行而风，则为瘰毒；久居于湿，则要病偏枯；好内不怠，则昏丧文房。"告诫人们"如此之类，灾之所由来，寿之所以去"①。从而强调了起居在养生活动中的重要性。

三是提出防患于未然。嵇康在《养生论》中说：善于养生的人应该是"见性命之所宜，知祸福之所来，故求之实而防之信"。他认为任何事物发展的规律都是一样的，即：积小成大，积少成多，由量变到质变。所以人体也是一样，如果"措身失理，亡之于微。积微成损，积损成衰，从衰得白，从白到老，从老得终"。因此养生者应明白"害成于微，而救之于著"的道理，从而"慎众险于未兆"，不放过任何一个细小的环节。他曾多次提醒人们："声色是耽，目惑玄黄，耳务淫哇。滋味煎其脏腑，醴醪煮其肠胃，香芳腐其骨髓。夫以蕞尔之躯，攻之者非一途。易竭之身，而内外受敌，身非木石，岂能久乎?"从而告诉人们：平时生活中注意处处节制嗜欲，就是防患于未然的最佳措施。

3. 服食药物

这里所说的药物，是指滋补类的药物。嵇康认为：养生除注意保神、养形外，还应该服食药物，以求延年益寿。他说："流泉甘醴，琼叶玉英，金丹石菌，紫芝黄精。皆众灵会精，独发奇生。"如果能吃到这些，便能使人"贞秀难竭，和气充盈，澡雪五脏，疏彻开

---

① 《宅无吉凶摄生论》。

朗"。还能"练骸易气，染骨柔筋，涤垢泽秽，志凌青云"，① 从而成仙得道。嵇康的这一番议论，对当时社会的影响很大，曾在统治阶级中蔓延开一股"服食药物"的风气。

我们说，在这些药物中，有些对人体确有补益的作用。但嵇康推崇的药物，乃是金丹大药（由朱砂和水银等原料炼成）。这就致使许多无知的人白白丧了性命，造成了"华山之下，白骨如莽"② 的惨相。即使这样，嵇康还是认定服食药物是能够成仙得道的。他的理由就是"朝菌无以知晦朔，浮游无以识灵龟"，不能成仙得道，是因为一般人不可企及。由于这样的心理，所以嵇康在谈论养生时，往往过分夸大养生的功效。他曾说："至于导养得理，以尽性命，上获千余岁，下可数百年，可有之耳。"③ 这显然是不合实际的。

服食药物是嵇康养生中的消极面，但在嵇康的养生思想中，应该给予肯定的东西还是占主要成分。特别是"形神相亲"说，乃是嵇康养生的核心和精华。他认为："君子知形恃神以立，神须形以成"。因此，养生者当是"修性以保神，安心以全身"，做到"爱憎不栖于情，忧喜不留于意"，从而使"体气和平"。嵇康认识到："精神之于形骸，犹国之君也"。精神在形体之中是重要的，但精神是寓于形体之中的；这就像君主在国家中是重要的，但君主生活在国家之中。他

---

① 《养生论》。

② 《颜氏家训·养生》。

③ 《养生论》。

用这种比喻来论证他的"形神相亲"说，以强调精神和形体是不可分裂的两个方面，从而主张养生从形、神两方面下工夫。这是应该给予充分肯定的重要养生理论。

##  二　道教与养生

　　道教不是道家。道教是一种宗教，道家却是一个哲学派别。道教是中国汉民族固有的宗教，渊源于古代的巫术。东汉顺帝汉安元年（公元 142 年），由张道陵倡导于鹤鸣山。凡入道者，须出五斗米，故亦称"五斗米教"，为道教定型化之始。因道教徒尊张道陵为"天师"，故又名"天师道"。道教奉老子为教祖，尊称"太上老君"。

　　东汉末期，道教有了自己的神书《太平经》，亦称《太平清领书》。《太平经》中既有拥护统治阶级的言论，也有反映劳动人民利益的思想，还有大量的养生内容。黄巾起义军首领张角在传播道教时，主要利用了其中符水咒说、祛病去灾的教义为起义积蓄力量。"钜鹿张角自称大贤良师，奉师黄老道，畜养弟子，跪拜首过，符水咒说以疗病，病者颇愈，百姓信向之，十余年间，众徒数十万"。① 这种用符水咒语的迷信方法在人民群众中间宣传的道教，称作廉价的"符水道教"。"当廉价的符水道教随着农民起义的失败而终结

―――――――――――――

　　① 《后汉书·皇甫嵩传》。

时，高贵的金丹道教即代之而起，其代表人物即为葛洪"。① 所以，正是东晋时的葛洪利用金丹经、辟谷方、房中术等为统治阶级服务，满足统治阶级的生活欲望，从而使金丹教徒走上朝廷，成了道教的正宗。由于道教养生在祖国的养生学中占有着非常重要的位置，而葛洪又恰是这一时期道教养生的奠基人，所以我们着重介绍一下葛洪的养生思想和养生方法。

1. 葛洪的养生思想

葛洪（公元 284～364 年），字稚川，道号抱朴子，人们称他为葛仙翁。江苏句容人，东晋时的道教理论家、医学家、炼丹术家和养生家。葛洪从小聪明好学，求知欲望特别强烈。然而父母早亡，家境贫寒。他常常自己上山砍柴，担到市场出售，换来文房四宝（纸、墨、笔、砚），经年累月孜孜不倦地抄书、读书，表现出惊人的毅力、坚强的意志和虚心踏实的求学精神，使他终于成了一名知识渊博的学者，而"尤好神仙导养之法"。

葛洪一生的著作很多，有《抱朴子》七十篇（内篇二十，外篇五十）。《金匮药方》一百卷（后节略为五卷，称《肘后备急方》）。《神仙传》和《隐逸传》各十卷。另有《西京杂记》二卷。其代表作为《抱朴子》。在这部洋洋二十万言的著作中，"其《内篇》神仙方药，鬼怪变化，养生延年，禳邪却祸之事，属道

_____

① 侯外庐等：《中国思想通史》第三卷"魏晋南北朝思想"，人民出版社，1957，第 268 页。

家；其《外篇》言人间得失，世事臧否，属儒家"。因此，葛洪的养生思想和方法，主要集中在《抱朴子》的内篇中。

首先，葛洪认为：人的身体就如一个国家，治身与治国的道理是一样的。他说："一人之身，一国之象也。胸腹之设，犹宫室也；肢体之位，犹郊野也；骨节之分，犹百官也；腠理之间，犹四衢也。神犹君也，血犹臣也，气犹民也。故至人能治其身，亦如明主能治其国。"因此，"夫爱其民，所以安其国；爱其气，所以全其身。民弊国亡，气衰身谢"。从而强调了"气"在养生中的重要性。葛洪所讲的气，当是指能够生万物的自然之"气"。他说："夫人在气中，气在人中，自天地至于万物，无不顺气以生者也。"由于气的重要，所以葛洪指出养生的过程主要是气的把握。认为"气难清而易浊，若能审机权，可以制嗜欲，保全性命"。

那么，嗜欲又是如何节制呢？葛洪的理论是去除"六害"。他说："夫且善养生者，先除六害，然后可以延驻于百年。"除哪六害？即："一曰薄名利；二曰紧声色；三曰廉货财；四曰损滋味；五曰除佞妄；六曰去瘴嫉"。葛洪认为，此"六者不除，修养之道徒设尔"。即使"心希妙道，口念真经，咀嚼英华，呼吸景象"，也"不能补其短促"。"诚缘舍其本而亡其末，深可诫哉"。

其次，葛洪认为：人的生活起居和心理情绪等，也是养生中应注意的一个方面。他在《抱朴子·极言》

篇中说："是以善摄生者，卧起有四时之早晚，兴居有至和之常制，调剂筋骨有偃仰之方，杜疾闭邪有吞吐之术，流行营卫有补泻之法，节宣劳逸有与夺之要。忍怒以全阴气，抑喜以养阳气。"所以他要求人们不要"不饥而强食，不渴而强饮"。因为"不饥强食则脾伤，不渴强饮则胃胀"。他甚至告诫人们注意："冬朝勿空心，夏夜勿饱食，早起不在鸡鸣前，晚起不在日出后"。提出"体欲常劳，食欲常少，劳勿过极，少勿至极"的养生格言。在葛洪的养生理论中，对"极"特别谨慎。他认为，无论什么事，凡过"极"就伤，而"养生以不伤为本"。故生活起居，心理情绪等都要注意节制。他主张"行不疾步，耳不极听，目不久视，坐不至久，卧不及疲。先热而解，先寒而衣。不欲极饥而食，食不过饱；不欲极渴而饮，饮不过多"。"不欲甚劳、甚逸，不欲起晚"。"五味入口，不欲偏多"。总之，要做到："食欲有度，兴居有节"。确实，就是今天看来，葛洪的这些主张也不失为养生的金玉良言。

再次，在葛洪的养生思想中，还很重视导引、行气的作用。他说："夫人所以死者，损也；老者，百病所伤也，毒恶所中也，邪气所伤也，风冷所犯也。今道（导）引、行气"，可以"还精补脑"，祛病延年。不仅如此，葛洪还注意到导引与行气的方法如果能一起运用，使之相辅相成，可获得更好的全面养生的效果。指出只有"籍众之术"，才能"共成长生"。

葛洪批判有些养生家，往往是强调一种养生法而否定另一种养生法，这是不对的。他说："又患好生之徒，各仗其所长。"诸如"明吐纳之道者，则曰：唯行气可以延年矣。知屈伸之法者，则曰：唯导引可以难老矣。知草木之药者，则曰：唯药饵可以无穷矣"。他嘲笑这些人都是些"浅见之家，偶知一事，便言已足"。葛洪认为，要使养生真正有效果，应该是把导引、行气等诸术有机地结合起来应用，方能"内修形神，使延年愈疾；外攘邪恶，使祸害不干"。从而延年益寿。

当然，我们也应该看到，在葛洪的养生思想中，也有很多的糟粕。他作为金丹道教的代表人物，自然要竭力吹嘘"金丹大药（又名神丹）"延寿成仙的功效。他曾说："服神丹令人寿无穷已，与天地相毕"。葛洪在谈到金丹的神效时，甚至把导引、行气之类的方法贬为小术。他说："不得金丹，但服草木之药及修小术者，可以延年迟死耳，不得仙也。"这些都是应该在肯定葛洪养生思想的同时而必须加以摒弃的。

2. 葛洪的养生方法

葛洪不仅在理论上对养生有一定的研究和建树，而且在实践上也有很大的贡献。虽然他自己认为导引、行气的养生方法只不过是些"小术"，然而正是这些"小术"，才成为我们今天可以批判吸收的内容。

（1）导引法

葛洪认为：导引是古代劳动人民在与衰老作斗争的实践过程中总结出来的。它模仿各种动物的动作，以活动人的肢体，可以得到延年益寿的效果。"知龟鹤之遐寿，故效其道（导）引以增年耳"。因此，葛洪的导引方法，也主要是模仿一些动物的动作形态。如《抱朴子·杂应》篇中就记有很多以动物特征命名的导引术势。诸如熊经、鸟伸、龙导、虎引、龟咽、燕飞、蛇屈、猿据、兔惊等。

和一般的导引法（如"五禽戏"）需要有固定的程式不同，葛洪对导引法的运用比较注重实效，而不太讲究形式、规格。他说："夫导引不在于立名众物，粉绘表形著图，但无名状也。"认为"或伸屈、或俯仰、或行卧、或倚立、或踯躅、或徐步、或吟、或息，皆导引也"。从而扩大了导引实施的范围。葛洪不仅主张动作上可以是随意活动，而且主张练习的时间也不必受定时的约束。认为"不必每晨为之，但觉自身有不理则行之"。

葛洪的导引法虽不受形式、时间的约束，但强调要与呼吸配合进行。导引时"皆当闭气。闭气，节其气冲以通也"。是说通过闭气的动作来冲通人体中的阻滞之气。关于闭气的方法，葛洪曾介绍道：闭气，"亦不待立息数，待气似极，则先以鼻少引入，然后几吐出也。缘气闭既久则冲喉，若不更引，而便以口吐，则气不一。粗而伤肺矣"。意思是说闭气时不用默计数目，待气好像闭得闭不住时，就先用鼻吸入少许，然后方用嘴呼出。这样做是因为闭气的时间一长，就突然呼出，气必然要直冲咽喉。如不再先吸入少许，再用嘴呼出的话，那么气就会集中，集中就会粗猛，粗猛就会伤肺。

葛洪还指出，导引时应掌握好运动量。他说，导引，"但疾愈则已，不可使身汗。有汗则受风，以摇动故也"。至于如何能掌握适宜的运动量，葛洪认为不难。"凡人导引，骨节有声。如大引则声大，小引则声小"。这是告诉人们可以声音大小来控制导引时的运动量。葛洪对导引的健身作用也说得非常清楚。"夫导引，疗未患之疾，通不和之气"。葛洪认为，人体"动之则百关气畅，闭之则三宫血凝"，而导引正是人体气畅的最好运动形式。所以葛洪说：导引"实养生之大律，祛病之玄术矣"。这个结论并不夸张。

（2）行气法

行气法在《抱朴子》中也叫"吐纳之道"、"呼吸之法"、"吞吐之术"、"气术"等，唯独不见"气功"一词。葛洪对行气法在养生中的作用看得很重，认为可以治百病，止疮血，禁鬼神，行水上，辟饥渴等等。"善行气者，内以养生，外以却恶"。《抱朴子》中有不少具体的行气方法，如《释滞》篇云："行气有数法焉。"我们将其归纳后，发现大致有以下几种：

一为胎息行气法。关于胎息行气的功法，葛洪曾介绍说："初学行气，鼻中引气而闭之，阴以心数至一百二十乃已。吐之及引之，皆不欲令自耳闻其气出入之声，常令人多出少。以鸿毛著鼻口之上，吐气而鸿毛不动为候也。渐习转增其心数，久久可以至千，至千则老者更少，日还一日矣。"可见行胎息法的要求是不出粗气，做到"吸入绵绵，呼之微微"。另外，闭气时的默数应随着练习时间的延长而从一百二十增加至一千。葛洪认为，行胎息法只要能长年累月地坚持不懈、持之以恒，最后必然"能不以鼻口嘘极，如在胎胞之中，则道成矣"。在几种行气法中，葛洪认为胎息法是最重要的一种基本功。他说："行气可以治百病"，而"其大要者，胎息而已"。

二为龟咽行气法。葛洪又称之为"鼓口行气法"。其功法是："常以生气时，以鼻吸入口吐，吐二分余一分，鼓口咽此气，令喉中郁然有声。此非胎元气，是服其粗气也。"在这一行气法中，葛洪很强调行气的时间。他说："夫行气当以生气之时，勿以死气之时也。"何谓生气、死气？葛洪解释道："一日一夜有十二时，其从半夜以至日中六时为生气，从日中到夜半六时为死气。死气之时，行气无益也。"行气之所以要求需在生气之时进行，是因为这时阳气开始上升，自然界空气清新，可以使肺部吸收大量的氧气，从而得到事半功倍的效果。关于龟咽法的效用，葛洪指出它不同于胎息法。胎息法是用于守"元气"的，而龟咽法则是用于"练粗气"的。所谓"元气"，又称"真气"，乃先天之精所化。所谓"粗气"，是喘息之气，它是鼻引口吐的后天呼吸。练粗气可以断钢、碎石，威力无比，这就是现在所说的"硬气功"。

三为内视行气法。内视行气法的要求是：行气时练习者要能"外思其身，内视五脏"。所谓"外思其身"，就是思其身为五玉。"五玉者，随四时之色：春色青，夏赤，四季月黄，秋白，冬黑"。所谓"内视五脏"，就是视"五脏之气，从两目出，周身如云雾。肝青气，肺白气，脾黄气，肾黑气，心赤气，五色纷错"。《抱朴子·遐览》篇中曾载有《内视经》一卷，估计在《内视经》里介绍有更详细的内视行气法。所遗憾的是《遐览》篇中只记有《内视经》的书名，而未载内容，使我们不能再具体地探讨这一功法。

（3）绝谷服食法

葛洪在《抱朴子》一书中一再宣扬绝谷和服食的养生方法。服食是服药和食气的总称，然而葛洪的服食主要是指服药。葛洪将药分成"大药"与"小药"两种。他所说的大药，是指"成仙得道"的"神丹"之类，他所说的小药，是指能祛病延年的"草木之药"。葛洪尤其认为神丹的功效不可估量。他说："虽呼吸导引及服草木之药可得延年，不免于死也。服神丹令人寿无穷已，与天地相毕。"又说：长生之道，"不在导引与屈伸也，升仙之要在神丹也"。由于神丹在养生中有这样重要的地位，所以葛洪曾拜郑隐为师，专门学习炼丹术。在《金丹》篇里葛洪介绍有详细的炼丹方法。更有趣的是，当葛洪听说"交趾"这个地方出丹砂时，曾主动要求政府派自己到交趾任县令。后来他又隐居在罗浮山炼丹，直至去世。

应该指出，葛洪重视服食丹药，但并没有完全否认导引、行气的养生作用，这是他的可贵之处。他说："服药虽为长年之本，若能兼行气者，其益甚速。若不能得药，但行气而尽其理者，亦得数百岁。"

总之，在葛洪的养生思想和养生方法中，积极的成分占主导地位，这是应该给予肯定的。特别是他认为养生当是一种系统工程，要把导引、行气和草药等合理地结合起来应用，更有利于祛病延年的理论，是很值得我们今天批判地加以继承的。另外，葛洪的贡献还体现在他的《抱朴子》一书中记有许多当时的一些养生方面的著作。如有《养生书》一百零五卷；《按摩经》一卷；《导引经》十卷；《观卧引图》一卷；《食日月精经》一卷；《食六气经》一卷；《内视经》一卷；《历藏延年经》一卷；《王乔养性治事经》三卷；《服食禁忌经》一卷；《却老要记》一卷。虽然这些仅是留给我们的书目，而未能留下具体的内容，但我们毕竟可以从中想象到当时社会上养生的流行情况和发展的水平。

## 三　佛教与养生

佛教与基督教、伊斯兰教并称为世界三大宗教，它是由古印度迦毗罗卫国王子悉达多·乔达摩（即释迦牟尼）于公元前约六至五世纪创立的，西汉时传入我国。佛教的教义可以归结为一个"苦"字。一切皆"苦"，现实世界就是一个苦难的世界。要摆脱这个"苦"的唯一办法，就是"厌弃现实世界，厌弃躯体，追求一种超脱尘世的绝对安静的精神世界"。[1] 或者是"消灭人体，使精神进入到一种完全寂灭的状态"。[2] 可见，佛教就是为了要把人们一个个引向苦行僧，甚

---

① 任继愈：《儒教的再评论》，《社会科学战线》1982 年第 2 期。

② 王仲荦：《魏晋南北朝史》下，上海人民出版社，1980，第 800 页。

至要"厌弃躯体",或"消灭人体",这完全是与养生的宗旨相违背的,没有任何的积极意义。然而,南北朝时,佛教中的另一个教派瑜伽宗传入我国,这一派主张修心养性,调心静坐,其方法在形式上与道教的行气大体相似。南朝梁武帝时,又有天竺人菩提达摩来华,他传授禅法而创立中国佛教的另一派别——禅宗教。禅,意为坐禅静虑,静坐修心,方法与瑜伽宗相仿。瑜伽、禅宗里的调心静坐一旦与中国的养生之道结合在一起,便诞生出一个佛教养生的派别来。

在两晋南北朝时期,对佛教养生贡献较大的当是梁朝的文学理论批评家刘勰。刘勰(约公元 465~532年),字彦和,原籍山东,世居江苏镇江。刘勰早年笃志好学,家贫不婚娶,依沙门僧祐,精通佛教经论。晚年又出家为僧,改名慧地,并同当时的高僧慧震合撰了一部佛经。刘勰在养生方面的成就主要反映在理论上的贡献。

在刘勰的养生理论中,首先对王充的有关养生的学说进行了肯定。他在《文心雕龙·养气》中说:"昔王充著述,制养气之篇,验己而作,岂虚造哉。"接着他指出:"夫耳目鼻口,生之役也;心虑言辞,神之用也。"阐明耳目鼻口是为生存服役的,心思语言则属于精神活动。因此,养生主要是养神。也就是王充所说的,"将全其形,先在理神"。那么怎样养神呢?刘勰从佛教理论出发,认为养神的关键应落实在一个"静"字上,这是佛门弟子修心养性的一字诀。刘勰曾以水火为例说:"水停以鉴,火静而朗。无扰文虚,郁此精爽。"认为水静止了，里面可以照影，水动就不能照；火在静止状态，四处可以照亮，火焰动摇不定，则光线不明。养神也是一样，人只有在无思无虑、抱神以静的时候，才能达到养神的最佳效果，使精神爽朗。所以他主张："清和其心，调畅其气，烦而即舍，勿使壅滞。"刘勰对于怎样养神，还提出了不要极端地动用脑力和思考问题的主张。他说："沥辞镌思，于是精气内销，有似尾闾之波。"又说："神志外伤，同乎牛山之木，怛惕之成疾，亦可推矣。"从而借以说明，即使一个身体很健康的人，如果经常地用脑过度、用神过度，也是要伤身的。因此刘勰指出："率志委和，则理融而情畅；钻砺过分，则神疲而气衰。此性情之数也。"就是说养神一定要顺着情志，趋于和顺，而绝不能钻砺过分，导致精神疲劳，元气衰竭，此乃性情方面之规律也。

在刘勰的养生理论中，还提出了养神的一些具体方法。例如他说："逍遥以针劳，谈笑以药倦。"所谓逍遥，就是优游自得。《庄子·让王》曰："逍遥于天地之间而心意自得。"刘勰认为，优游自得和谈笑风生，对于人的精神修养是很有帮助的。在《文心雕龙·养气》中刘勰甚至指出："常弄闲于才锋，贾馀勇于文，使刃发如新，凑理无滞，虽非胎息之迈术，斯亦卫气之一方也。"认为逍遥谈笑的做法在人的养生活动中，虽算不上胎息之妙术，但也算得上是养气之一方也。

在刘勰的养生理论中，对节制嗜欲问题也重视。他说，人之欲望，"务在节宣"。认为凡人总有各种欲望，有欲望本是人之常情，也是人生所必需。然而欲望应该有所克制，不能任其发展，否则就会走向反面而伤害身体。因此，人要注意节制欲望。指出欲望不节，神乃不定。而"若销铄精胆，蹙迫和气，秉牍以驱龄，洒翰以伐性"，那也就根本谈不上养生了。

总之，刘勰的养生理论，其核心是精神修养，其形式是"贵在虚静"，其方法是逍遥谈笑，其要求是节制欲望，其目的是"形全道成"，从而粗略地构成了他的养生思想体系。而这一体系与佛家修心养性的教义，可以说是结合得无隙无缝。

# 四 医学与养生

中医养生从《黄帝内经》开始，经过秦汉三国，到了两晋南北朝时期，已经发展到一个新的水平。中医养生的一个最大特点，就是强调一个"动"字，主要是以导引、按摩等运动方式来祛病延年。它与诸家养生相比较，更符合人体科学的要求，也是我们继承古代养生遗产的最精华的部分。两晋南北朝时期，将医学与养生结合得最为密切的是这一时期对医学养生贡献最大的南朝人陶弘景。

陶弘景，江苏句容人，字通明，晚号华阳隐居、华阳真逸、华阳真人。他生于公元 456 年，卒于 536 年，活到 81 岁高龄。《梁书》有陶弘景传云：弘景"善辟谷导引之事，年逾八十而有壮容"。陶弘景从小就很聪明，受葛洪的影响很深。因此，他既是一个著名的医学家，也是一个虔诚的道教徒，年纪很大了也不结婚，坚持吃素。在进山修道、钻研医药书籍的过程中，仍自觉遵守道教戒律。陶弘景博学多才，治学严谨，尤好著述。一生中约著书223篇，其中关于养生学的有《断谷秘方》一卷，《服气导引》一卷，《养性延命录》二卷，《人间却灾患法》一卷，《导引养生图》一卷。陶弘景对养生学的最大贡献是，他是中国历史上最早对导引资料进行系统辑录整理的人，并且将这些宝贵的资料保留在他的养生专著《养性延命录》中。

《养性延命录》基本辑录了"上自黄、农以来，下及魏晋之际，但有益于养生，乃无损于后患诸本"的养生理论和养生方法，保存了大量古代的行气、导引资料。如书中辑录有华佗的《五禽戏诀》，虽然这不一定是华佗的原作，但这是现在可以看到的我国最早的一部有文字说明的《五禽戏诀》。书中在行气方面总结有前人的十二种调气法；列述了"吹、呼、嘘、呵、唏、呬、吐"的七字运气法。书中在导引方面介绍有《导引经》，其中包括啄齿、漱唾、呼吸、活动四肢、熨眼、按目等导引术势。书中在按摩方面介绍有竖齿、熨目、抯目、抬发、摩面、摩身等按摩手法。书中在肢体活动方面介绍有两臂伸直，两手前推，左右开弓，单手托天，两手前筑等运动姿势。现具体介绍一段《养性延命录》中有关导引术势的原文，仅供研究者参考。

　　每旦初起，以两手叉两耳，极上下热按之，二七止。令人耳不聋。

次又啄齿，漱玉泉三咽，缩鼻闭气。右手从头上引左耳二七，复以左手从头上引右耳二七，止。令人延年不聋。

次又引两鬓发举之一七。则总取发，两手向上，极势抬上一七。令人血气通，头不白。

又法，摩手令热以摩面，从上至下，去邪气，令人面上有光泽。

又法，摩手令热摩全身，从上至下，名曰干浴。令人胜风寒，时气热、头痛、百病皆除。

夜欲卧时，常以两手揩摩全身，名曰干浴。辟风邪。

峻坐，以左手托头，仰右手向上尽势托，以身并手振动三。令人面有光泽。

平旦日出前，面向前（南）峻坐，两手托，尽势振动三。令人面有光泽。

平旦起来梳洗前，峻坐，以左手握右手，于左髀上前却，尽势按左髀三。又以右手握左手，于右髀上前却，按右髀亦三。

次又叉手向前尽势推三次。又叉手向胸前，以两肘向前尽势三次。

直引左臂，拳曲右臂，如挽一斛五斗弓势，尽力为之。右手挽弓势亦然。

次以右手托地，左手仰托天尽势。右亦然。

次拳两手向前筑，各三七。

次拳左手，尽势向背上握指三，右手亦如之。疗背膊臂肘劳气。

从这段文字看，里面包括有啄齿、漱咽、导引、按摩等各个方面，反映了当时养生方法运用的广泛性。但是另一方面，文字比较散乱，没有严格的分类，说明了导引术势在当时还处在一个不很成熟的阶段。

和任何历史人物一样，陶弘景也有他的时代局限性。据说他也很相信"神丹"的养生作用，他一生中曾炼制了大量的丹药。如大通初年，他曾把精心炼制的两种丹药献给皇帝，一种叫"善胜"，一种叫"成胜"，被皇帝列为"佳宝"。这些都是要求我们在肯定陶弘景对养生学所作出贡献的同时，而应该加以注意和区别的。

## 五 儒学与养生

儒学的主要内容是"相述尧舜，宪章文武"，崇尚"礼乐"和"仁义"，提倡"忠恕"和不偏不倚的"中庸之道"。政治上主张"德治"和"仁政"，重视伦理道德教育。自汉武帝罢黜百家以后，儒家经典成为封建统治阶级的最高教条，各个时期的统治者总是根据自己的需要，从儒学经典中演绎出各种应时的儒家学说来。如玄学，就是两晋时期经过改造的儒学。然而，玄学毕竟不是儒学了。在两晋南北朝时期，真正维持儒学原貌的应是颜之推。他是这一时期将养生与儒学有机结合在一起的代表人物。

颜之推（公元531～约590年以后），字介，山东人，北齐文学家。初为梁元帝时的散骑侍郎，后投奔北齐，官至黄门侍郎、平原太守。北齐亡后入北周，为御史上士。有著作《颜氏家训》传世，宣扬以儒家传统思想为立身治家之道。《颜氏家训》中的《养生》篇，表现了他以儒家思想为基础的养生观。

1. 养生要考虑祸事

颜之推曾经总结了许多前人养生的教训说："单豹养于内而丧外，张毅养于外而丧内，前贤所戒也。嵇康著《养生论》而以傲物受刑，石崇冀服饵之征而贪溺取祸，往事之所迷也。"这些都是值得后人从中吸取教训、引以为戒的。他总结道："夫养生须先虑祸，全身保性。有此身然后养之，勿徒养其无生也。"然而，他又从儒家的伦理道德出发，指出"夫生不可不惜"，但"不可苟惜"。认为"行诚孝而见贼，履仁义而得罪，丧生以全家，泯躯而济国，君子不咎也"。从而集中表现了他的儒学养生观。

2. 养生立足于现实

颜之推说：养生者往往求做神仙，殊不知"纵使得仙，终当有死"。因而他要求人们养生应立足于现实，批判了成仙得道的理论。他曾愤怒谴责嵇康的神仙论骗得多少平白无故的人，葬身于华山脚下。他为"华山脚下，白骨如莽"的惨相感到可悲可叹。他指出"人生居世，触处牵繁。幼小之日既有供养之勤，盛立之年便有妻孥之累"。这是人生的道路，也是人生的实际存在。因此，养生应该面对这个实际，立足这个实际。在可能的情况下"爱养神明，调护气息，慎节起卧，均适暄寒，禁忌食饮，将饵药物"，以保证"遂其所禀，不为夭折"。而不是离开人生的实际去奢谈养生，奢谈绝欲。颜之推非常反对道教徒那种"遁迹山林，超然泽生"的入山修道做法，认为那不合人性。他告诫儿孙们绝不要去学做什么"神仙"，干那无故的勾当。

3. 适当服用中草药

颜之推认为适当服用一些中草药是有利于人体健康的。他举例说："庾肩吾常服槐实，年七十余目看细字，发须尤黑；邺中朝士有单服杏仁、枸杞、黄精、术（即山蓟）、车前者，得益甚多。"这些都是服药养生的实证。然而他又指出药物不可轻易地服用。"凡欲饵药"，"不可轻服"，因为"为药误者甚多"。对于药物的服用剂量，颜之推认为也应控制好。他说："近有王爱洲在邺学服松脂，不得节度，塞肠而死"，这是非常深刻的教训。现代科学证明，即使古代的"神丹大药（氧化汞）"，少量服用，对人体也是有镇静安神作用的。但服用多了，服用久了，就会引起汞中毒。颜之推在肯定药物养生的同时，能够指出药物的服用不可过量，确实是一个了不起的发现。

此外，颜之推认为：前人总结的一些健身术，确有健身的作用。他曾以自己的养生实践为例说："吾常患齿，摇动欲落，饮食热冷，皆苦疼痛。"后"见抱朴子牢齿之法，早朝建齿三百下为良，行之数日，即便平愈。今恒持之"。文中的"建齿"即叩齿。这里主要是肯定了叩齿运动在养生活动中的健身作用。颜之推的养生观虽然建立在儒学基础上，但却具有朴素的唯物主义思想，这是应该给予指出的。另外，他那种立足现实，肯定古代养生术势以及毫无神学色彩的养生主张，也都是具有积极意义的。

# 第五章　隋唐五代养生的
## 实用与实效

　　经过两晋南北朝的长期割据之后，隋文帝杨坚夺取北周政权，建立隋朝（公元 581～618 年），重新统一了中国。隋朝虽然统治时间不长，但却是一个重要的朝代。特别是在隋文帝执政期间，进行了一系列政治改革，创造了"隋制"。例如实行"均田制"，创立"科举取士制"等，都有力地促进了社会的发展和生产的提高，取得了"府藏皆满"、"人多殷富"的经济成就，为唐代的繁荣奠定了基础。公元 618 年，李渊父子利用农民起义夺取了隋朝政权，建立唐朝（公元 618～907 年）。唐朝是一个空前繁荣强大的封建帝国。唐太宗李世民吸取隋亡的教训，认识到劳动人民巨大的威力，"水可载舟，亦可覆舟"。因此，唐朝前期政治比较清明，生产很快发展，人民生活显著提高。曾先后出现了被历史上称为"贞观之治"和"开元盛世"的封建经济特别发达时期。公元 907 年，朱温灭唐建立后梁。从此我国又进入了混乱分裂的局面。在北方中原地区，先后建立后梁、后唐、后晋、后汉、后周五个朝代。同时南方先后建立十个割据政权。这就是历史上的"五代十国"时期（公元 907～960 年）。

隋唐五代的养生，在继承两晋南北朝的玄学养生、道教养生、佛教养生、医学养生和儒学养生的基础上，又走上了自己的发展道路。集中表现在"讲究实用"和"讲求实效"上，从而形成了这一时期的养生特色。

 ## 统治者热衷于养生之道

统治者对于养生之道的兴趣，很明显，他们一不是为了研究，二不是为了传播。而是为了自己能够长生不老，以更多地享受人间的荣华富贵。可以说这是最典型的"养生实用主义"。

隋唐五代有很多的帝王都热衷于养生之道，而以唐朝的高宗、中宗、睿宗、玄宗等人更为突出。他们从"实用"的角度出发，经常邀请一些著名的养生家到皇宫中宣讲养生之道，介绍长寿之法，以便"为我所用"。例如当时有名的养生家潘师正、孙思邈、司马承祯、张果老等，都曾先后受皇帝邀请，进宫讲学，深得皇帝的尊敬。《旧唐书·潘师正传》载："师正清净寡欲，居于嵩山之逍遥谷。"一次，"高宗幸东都，因召见与语，问师正山中所须？师正对曰：所须松脂，清泉，山中不乏。高宗与天后甚尊敬之"。《唐会要》载：显庆三年，高宗"召征太白山人孙思邈至"，"时年九十余，听视不衰"。卢照邻（时宰相）等"皆执师赞之礼"。又有张果老，甚至被玄宗召至京师，授以銀青光祿大夫，賜號"道玄先生"。① 不僅如此，唐代的帝王對外國的養生家也很尊敬。如貞觀二十二年"五月庚子，右衛率長史王玄策擊帝那伏帝國，大破之。獲其王阿羅那順及王妃、子等。虜男女萬二千人，牛馬二萬餘以詣闕。使方士那羅娑婆于金颷門造延年之藥"②。太宗"頗信之，深加敬禮"。由於統治者對養生的興趣和重視，這就在客觀上推動了這一時期養生學的發展。從《隋書·經籍志》和《新唐書·藝文志》裏，我們可以了解到當時有關醫療保健、服食養生的著述不下百種之多。

另外，在隋朝的"太醫署"中已有"按摩博士"的官職設置。到了唐代，按摩術發展成獨立的一科，作為四大科之一設置於"太醫署"中。按摩科中除了"按摩博士"外，還有按摩師、按摩工和按摩生。按《舊唐書·職官志》解釋："按摩博士掌教按摩生消息導引之法。"消息指生滅、盛衰的意思。又有唐代釋慧琳《一切經音義》云："凡人自摩自捏，伸縮手足，除勞去煩，名為導引。"可見，消息導引之法，也就是按摩術勢。當然，唐代的按摩除健身作用外，還明確指出可以療疾。《唐六典》記載，按摩可除"八疾"：風、寒、暑、濕、饑、飽、勞、逸。並說："凡人肢節臟腑積而疾生，宜導而宣之，使內疾不留，外邪不入。若損傷折跌者，以法正之。"可以看出，唐代的按摩應

---

① 《明皇雜錄》。
② 《舊唐書》本紀第三，太宗下。

93

用范围很广，实用性也很强。而由许多按摩人员组成的按摩科，则是中国历史上最早利用按摩养生、治病的官方机构。

 ## 巢元方的宣导法

巢元方（公元 550～630 年），是隋朝大业年间的太医博士，撰有《诸病源候总论》，简称为《诸病源候论》，或《病源候论》，或《巢氏病源》。全书 50 卷，分 67 门，共 1720 节，论述了 1727 种病候。书中广泛吸收了前人导引养生和导引治病的经验与方法，在各种疾病后面，几乎都附有"补养宣导"的具体方法。后由清人廖平将这些经验和方法辑成专书，又经曹炳章增补，命名为《巢氏宣导法》。其中关于导引治病的具体方法有 370 多条，对各种疾病所运用的导引法都作了详细说明，成了一部实用性很强的养生专著。巢元方的宣导法基本上可分为两大类：一类是用于健身的，一类是用于治病的。其动作特点是常常将行气、导引、按摩三者结合在一起进行，并有一定的姿势要求。

1. 用于健身的宣导法举例

（1）服食日光月光宣导法

巢元方认为：经常服食日光月光，能够增补人体的阳气与阴精，从而调摄阴阳，使阴阳平和而达到健身延年的作用。他在《积聚病诸候导引》中介绍了服食日光的方法："端坐伸腰，向日仰头，徐以口内

（纳）气，因而咽之，三十过而止，开目。"《无子候导引》中介绍了一种服食月光的方法："月初出时，日入时，向月正立，不息八通。仰头吸月光精，入咽之，令人阴气长。妇人吸之，阴气益胜，子道通。阴气长，益精髓脑。"所谓阳气、阴气，在中医上认为：凡是活动的、外在的、上升的、温热的、明亮的、功能的、技能亢进的，都属于阳；凡是沉静的、内在的、下降的、寒冷的、晦暗的、物质的、机能衰减的，都属于阴。阳气、阴气，泛指事物的两个相反相成的对立面。就功能与形态来说，阳气指功能，阴气指形态；就脏腑机能来说，阳气指卫气，阴气指营气；就运动的方向和性质来说，行于外表的、向上的、亢盛的、增强的、轻清的为阳气，行于内里的、向下的、抑制的、减弱的、重浊的为阴气。巢元方认为：人只要长时间不间断地服食日光、月光，就能增补阳气阴气，从而延年益寿。

（2）叩齿吞津宣导法

巢元方在《虚劳羸瘦候导引》中介绍了叩齿吞津的宣导方法，云："玉泉，口中涎也。朝未起，早漱口吞之。辄琢齿二七过。如此者三，乃止。名曰炼精。"又云："咽之三过，乃止，补养虚劳，令人强壮。"巢元方认为：每天早晨吞咽玉泉、叩齿，能使人强壮，和颜悦色，并可去掉蛀虫而使牙齿牢固。他说，"养生方云：朝朝服玉泉，使人丁壮，有颜色，去虫而牢齿也"。至于叩齿的方法，巢元方也介绍道："鸡鸣时，常叩齿三十六下，常行之，齿不蠹虫，令人齿牢。"吞津和叩齿，都是我国古代传统的具有良好效果的养生方法。

（3）行气宣导法

巢元方在《风身体手足不随候导引》中介绍了一种行气宣导的方法。其练习的姿势是："床席必须平稳，正身仰卧，缓解衣带，枕高三寸。握固者以两手，各自以四指把手拇指，舒臂令去身各五寸。两脚竖指，相去五寸。"其行气的方法是："徐徐以口吐气，鼻引气入喉，须微微缓作，不可卒急强作，待好调和引气。勿令自闻出入之声。每引气，心心念送之，从脚趾头使气出。引气五息六息，一出入为一息，一息数至十息，渐渐增益，得至百息，二百息。"其练习的要求是："安心定意，调和气息，莫思余事，专意念气。徐徐漱醴泉者，以舌舐略唇口牙齿，然后咽唾。"其注意事项是："不用食生菜及鱼、肥肉，大饱食后，喜怒忧患，悉不得辄行气。惟须向晓清净时，行气大佳。"这套行气方法可算是全面、细致、易学、易会。难怪巢元方自信地说，此行气法只要能坚持不懈的练习，定能祛病延年。

（4）按摩宣导法

巢元方在《虚劳候导引》中还介绍了一种按摩宣导法。其按摩的方法是："两手抱两乳，急努，前后振摇，极势二七。手不动摇，两肘、头，上下来去三七。"巢元方认为这套按摩宣导法的功效非常明显，可以使"众血脉遍身流布，无有壅滞"。

2. 用于治病的宣导法举例

我们知道，巢元方是一名医生，医生当以"治病救人"为天职。因此，在巢元方的宣导法中，用于治病的比用于健身的多得多，是巢氏宣导法的主要成分。（当然，治病与健身二者不能截然分开，这里只是为了更好地说明问题。）现仅举几例，以示说明。

（1）治疗头痛病的宣导法

《头面风候导引》中云："头痛，以鼻内（纳）气，徐吐出气，三十过，休。"是说头痛时可用鼻吸气，用嘴慢慢呼气，如此三十次，病可缓解。又云："欲治头痛、偃卧闭气，令鼻极乃息，汗出乃止。"介绍的是以闭气取汗治头痛的方法。

（2）治疗腹痛病的宣导法

《腹痛候导引》中云："偃卧，展两胫两手，仰足指，以鼻内气，自极七息，除腹中弦急切痛。"又云："口内气七十所，大振腹。咽气数十，两手相摩令热，以摩腹，令气下"，除腹痛。这里介绍了导引、行气和按摩三种方法的结合应用，可解除腹痛病。

（3）治疗肾虚膝冷的宣导法

《虚劳膝冷候导引》中云："舒两足坐，散气向涌泉，可三通。气彻到，始收右足屈卷，将两手急捉脚，涌泉挽，一时取势。手足用力，送气向下三七，不失气。数行。去肾内冷气、膝冷脚痛。"又云："两手抱两膝，极势来去，摇之七七，仰头向后，去膝冷。"

（4）治疗风湿病的宣导法

《风湿痹候导引》中云："正卧蹑臂导引，以手持引足住，任臂，闭气不息十二通。以治痹湿不可任，腰脊痛。"又云："正卧，叠两手著背下，伸两脚不息十二通，愈足湿痹不任行，腰脊痛痹。"除了采用导引、行气法以外，巢元方认为治疗风湿病，还应结合按摩手法，如"以手摩腹，从足至头"等等。

（5）治疗百病的宣导法

《蛊毒病诸候导引》中云："治百病邪蛊，当正偃卧，闭目闭气，内视丹田，以鼻徐徐内气，令腹极满，徐徐以口吐之，勿令有声。令入多出少，以微为之。故存视五脏，各如其形色。又存胃中，令鲜明洁白如素。"这是要求闭目内视五脏，结合良好的意念，达到治病的目的。关于用内视法治百病，巢元方在《五脏横病候导引》中阐述得更具体、更明确。"从膝以下有病，当思脾黄光。从腰以上至头有病，当思心内赤光。病在皮肤寒热者，当思肝内青绿光"。巢元方认为，内视之时要根据身体不同部位而想其光，使内外相连而遮没自己的身体，然后闭气不息，收光以照病处，没有治不愈的病邪。

《诸病源候总论》里的宣导法，大多为前人所创，巢氏的贡献在于，他把这些宣导法大量地引进医书，用于医疗保健，提高了养生术的实际应用价值，并为后世医家广泛运用养生方法治病防病，开拓了新路子。

 **孙思邈的养生法**

孙思邈，陕西耀县人，生于隋开皇元年（公元581年），卒于唐永淳元年（公元682年），活了101岁，是我国唐代的伟大医学家、养生学家。孙思邈学识渊博，"七岁就学，日诵千余言"。① 他 20 岁时已精通诸子百家学说，93 岁时撰成了一部不朽的世界医学名著——《备急千金要方》，简称《千金要方》。孙思邈医德也很高尚，从不贪慕名利，只愿救死扶伤而不屑高官厚禄，所以赢得了历代人民的尊敬。是皇帝眼中的"真人"，人民心目中的"药王"。

1. 孙思邈在养生理论上的贡献

（1）"顺应自然"说

孙思邈认为：自然环境对人体有利，也可能有害；顺则有利，逆则有害。因此他说：要"以自然之道，养自然之身"。② 强调养生不可不察"阴阳之宜"。他举例说："春冻未泮，衣欲下厚上薄，养阳收阴，继世长生；养阴收阳，祸则灭亡。故云：冬时天地气闭，血气伏脏，人不可作劳出汗，发泄阳气，有损于人也。"认为："人能依时摄养，故得免其夭枉也。"③ 所以他在长期观察自然界和人的生命活动的过程中，并结合自己的养生实践，最终总结了一套"逐月养生法"。其歌曰："正月，肾气受病……宜减咸酸，增辛味……早起夜卧，以缓形神。二月，仲春气正，宜节酒，保全真性。三月，宜减甘增辛，补精益气，慎避西风。四月，宜增酸减苦，宜避西、北二边风，宜沐浴披发。五月，卧起俱早，宜沐浴。六月，勿用冷水浸手足……宜戒斋沐浴。七月，宜安宁性

① 《旧唐书·孙思邈传》。
② 《千金要方·养性》。
③ 《千金要方·养性》。

情，增咸减辛。八月……忌远行。九月，宜戒斋沐浴。十月，忌远行。十一月，慎避邪贼之风。十二月，勿冒霜露，勿减精液及汗。"① 就是用现代的医学眼光分析，这套逐月养生法也有许多内容是符合养生科学要求的。

（2）"动静结合"说

孙思邈认为：将动静这一对矛盾很好地运用在养生活动中，能够起到相辅相成的作用。他说："养性者不但饵药餐霞，其在兼于百行，百行周备，虽绝药饵足以遐年。"又说："流水不腐，户枢不蠹，以其运动故也。"② 因此，养生贵在于"动"，这是无可非议的。但是，他又提出运动应注意有所限度，不可超过人体正常的生理负荷量。"养性之道，常欲小劳，但莫大疲及强所不能堪耳"。并指出："才所不逮而强思之，伤也；力所不胜而强举之，伤也。"所以孙思邈认为养生也要有"静"。这种静当是"似睡非睡，似醒非醒"的样子，要像道教的"坐忘"，佛教的"禅定"那样，犹如"形如槁木，心如死灰"一般。具体讲，就是要做到"耳无所闻，目无所见，心无所思"。诚然，他又指出："凡人不可无思"，但"当以渐遣除之"，以达到入静的要求。他曾介绍了一种入静的方法，云："仰下徐徐定心，作禅观之法，闭目存思，想见空中太和元气，如紫云成盖，五色分明。下入毛际，渐渐入顶，

---

① 《孙真人摄养论》。
② 《千金要方·养性》。

如雨初晴，云入山，透皮入内，至骨至脑。渐渐下入腹中，四肢五脏，皆受其润。如水渗入地，若彻，则觉腹中有声汩汩。然意专思存，不得外缘，斯须即觉元气达入气海，须臾则自达入涌泉"。总之，静，也不是"久坐久卧"。因为"久坐伤肉，久卧伤气"。所以孙思邈提倡的是养生要有动有静，动静结合。

（3）"讲究卫生"说

孙思邈认为：养生须注意卫生。首先是要注意生理卫生。他说："是以养性之士，唾不至远，行不疾步，耳不极听，目不极视，坐不久处，立不至疲，卧不至懻，先寒而衣，先热而解。不欲极饥而食。食不可过饱；不欲极渴而饮，饮不欲过多。"① 当是"饮食有常节，起居有常度，不妄作劳"。他认为：凡"饮食不已，房事无节，极目远视，数看日月，夜视星火，夜读细书，月下看书，抄写多年，雕镂细作，博弈不休，久处烟火，泣泪过多，刺头出血过多。又有驰骋田猎，冒涉风霜，迎风追兽，日夜不息"等都是养生中所不可取的，是"失明之本"。故孙思邈指出：养生应讲究卫生，使生活有规律。"不欲甚劳，不欲甚佚，不欲流汗，不欲多睡，不欲奔马走车，不欲极目远望，不欲多啖生冷，不欲饮酒当风，不欲数数沐浴，不欲广志远愿，不得规造异巧。冬不欲极温，夏不欲穷凉。不欲露卧星月，不欲眠中用扇，大寒大热大风大雾皆不欲冒之"。只有这样，方可以"形与神俱，而尽终其

---

① 《千金要方·养性》。

101

天年，度百岁乃去"。他还告诫人们说："深忧重恚伤也，悲哀憔悴伤也，喜怒过度伤也，汲汲所欲伤也，戚戚所患伤也，久谈言笑伤也，寝息失时伤也，挽弓强弩伤也，阴阳不交伤也。积伤至尽，尽则早亡。"因此，他要求人们在养生活动中能做到："其志，闲而少欲；其心，安而不惧；其形，劳而不倦。"

其次，孙思邈认为还应注意心理上的卫生。他说：养性者应"于名于利，若存若亡，于非名非利，亦若存若亡。勿汲汲于所欲，勿悁悁怀忿恨"。指出"善摄生者，常少思、少念、少欲、少事、少语、少笑、少愁、少乐、少喜、少怒、少好、少恶行"。认为"此十二少者，养性之都契也"。① 与少相对，孙思邈又提出了十二多及其危害。他说："多思则神殆，多念则志散，多欲则志昏，多事则形劳，多语则气乏，多笑则脏伤，多愁则心慑，多乐则意溢，多喜则忘错昏乱，多怒则百脉不定，多好则专迷不理，多恶则憔悴无欢。"如果"此十二多不除，则荣卫失度，血气妄行，丧生之本也"。他又说："人有五脏，化为五气，以生喜、怒、悲、忧、恐。故喜怒伤气，寒暑伤形。暴怒伤阴，暴喜伤阳。故喜怒不节，寒暑失度，生乃不固。"因而他希望人们"莫忧思，莫大怒，莫悲愁，莫大惧，莫跳踉，莫多言，莫大笑"。从而做到"忍怒以全阴，抑喜以养阳"，达到健康长寿的目的。

---

① 《千金要方·养性》。

（4）"饮食适宜"说

孙思邈认为：饮食可以"滋养人之血气。血则荣华形体，气则荣卫四肢"。故"安身之本，必资于食"。[①] 但饮食应该适宜。

所谓饮食适宜，首先就是荤素搭配的问题。孙思邈认为，荤食虽能"添髓强筋，补中填骨"，但一定要注意适量。"厨膳勿使脯肉丰盈，常令俭约为佳"，保证"每食不用重肉"。

所谓饮食适宜，其次就是"五味不欲偏多"。这是根据五行的生克理论而提出的，因为五味在滋养五脏的同时亦会伤及五脏。如"酸多会伤脾，苦多会伤肺，辛多会伤肝，咸多会伤心，甘多会伤肾"。所以孙思邈主张饮食要有节制，使五味不欲偏多。

所谓饮食适宜，再次就是食饮要有规律。孙思邈认为："常时不可极饥而食，极饱而方彻。常欲不饥不饱。"他说："善养性者，先饥而食，先渴而饮。食欲数而少，不欲顿而多，则难消也。常欲令如饱中饥、饥中饱耳。"饮酒也"不欲使多，多则速吐之为佳。勿令至醉，即终身百病不除"。孙思邈还说："饱食过多则结积聚，渴饮过多则成痰癖。"因此他提出"莫强食、莫强饮"。最好"早饭清清一碗粥，夜饭少吃莫教足"。

所谓饮食适宜，还有就是不吃生冷的东西。"勿食生菜、生米、小豆、陈臭物，勿饮浊酒"。孙思邈指

① 《千金要方·养性》。

出："勿食生肉，伤胃，一切肉惟须煮烂，停冷食之。"并提出饮食加工要冷热适当，认为"凡食，太热则伤骨，太冷则伤筋"。因此，"虽热不得灼唇，虽冷不得冻齿"。他指出"冷热相攻而为患"。当然，孙思邈还要求"人之当食，须去烦恼"。"食上不得语"。告诉人们"语而食者，常患胸背痛"。

在饮食方面，孙思邈还提出了饮食过后应进行一些轻微的运动的主张。他说："每食讫，以手摩面及腹，令津液通流。食毕当行步踌躇。"其具体要求是："以手摩腹数百遍，叩齿三十六，津令满口"。他认为这样做，"则食易消大益人，令人能饮食，无百病"。若"饱食则卧"，就会"食不消成疾，乃生百病"。

总之，孙思邈认为："衣食寝处皆适，能顺时气者，始尽养生之道。故摄生者，无犯日月之忌，无失岁时之和。"① 为了时常提醒人们注意这些日常生活中的养生之要，孙思邈还特意编了一首《每日自咏歌》。歌云："美食须熟嚼，生食不粗吞。问我居住处，大秤槐林村。胎息守五脏，气至仙骨成。"

2. 孙思邈在养生实践中的贡献

（1）孙思邈的行气法

孙思邈认为："气息得理，即百病不生。若调息失宜，即诸疴竟起。"他说："行气可以治百病，可以去瘟疫。"故"善摄养者，须知调气方焉"。② 孙思邈的

---

① 《千金要方·养性》。
② 《摄养枕中方》。

行气法主要是继承了葛洪的"胎息"，但又排除了其中神秘晦涩的部分，使人容易理解和施行，并注意到实用和实效。《千金要方·养性》篇曾介绍了几种行气法。

一是胎息法。"其法当在密室，闭户，安床，暖席。枕高二寸半。正身偃卧，瞑目闭气，自止于胸膈。以鸿毛著鼻上，毛不动，经三百息。耳无所闻，目无所见，心无所思"。

二是迎气法。其功法是："每旦初起，面向东，展两手于膝上。心眼观气，上入顶，下达涌泉。旦旦如此，名曰迎气。常以鼻引气，口吐气，小薇吐之，不得开口，复欲得出气少，入气多。"

三是调气法。其功法是："调气之时则仰卧，床铺厚软，枕高下共身平，舒手展脚，两手握大拇指节，去身四、五寸，两脚相去四、五寸。数数叩齿，饮玉浆。引气从鼻入腹、足则停止，有力更取。久住气闷，从口细细吐出，尽，从鼻细细引入。出气一准前法。闭口从心中数数，令耳无闻。恐有误乱，兼以手下筹，能至千，则去仙不远矣。"

四是六字行气法。其功法是："若患心冷病，气即'呼'出；若热病，即'吹'出；若肺病，即'嘘'出；若肝病，则'呵'出；若脾病，即'唏'出；若肾病，即'呬'出。"用"呼、吹、嘘、呵、唏、呬"的六字行气法，可以治疗多种疾病。

总之，孙思邈认为："行气可以治百病，可以去瘟疫，可以禁蛇兽，可以止疮血，可以居水中，可以辟饥渴，可以延年命。"而在这几种行气法中，"其大要者，胎息而已"。所谓"胎息者"，孙思邈说："不复以口鼻嘘吸，如在胞胎之中，则道成矣。"①

另外，孙思邈还介绍了行气中的发放外气，这是所见到的关于气功发放外气的最早记载。云："夫善用气者，嘘水，水为逆流。嘘火，火为灭炎。嘘虎豹，虎豹为之伏匿。嘘疮血，疮血则止。闻有毒中所中，虽不见其人，便遥为嘘呪我手，男左女右，彼虽百里之外，皆愈矣"。不过，孙思邈认为："人性多噪，少能安静，所以修（此）道难矣。"②

（2）孙思邈的导引法

导引就是活动肢体的保健体操。孙思邈在《摄养枕中方》里曾介绍有具体的导引方法，现举一例："卧起，平气正坐，先叉手掩项，目向南视，上使项与手争，为之三四。使人精和，血脉流通，风气不入，行之不病。又屈动身体四极，反张侧掣，宣摇百关，为之各三。"这是一种自我保健导引法。

还有一种借助他人的治病导引法，其动作是："正东坐，收手抱心，一人于前，据摄其双膝，一人后捧其头，徐牵。令偃卧，头倒地。三起三卧，久久效。"孙思邈认为，这种牵引体操可以治疗腰腿疼。

（3）孙思邈的按摩法

关于按摩的作用，孙思邈讲得很清楚：他说"常

---

① 《摄养枕中方》。
② 《摄养枕中方》。

以两手摩拭面上，令人有光泽，斑皱不生。行之五年，色如少女"。又说："常以手中指，按目近鼻两眦。闭气为之，气通乃止。周而复始。行之，周视万里"。"又欲数按耳，左右令无数。令耳不聋，鼻不塞"。①总之，孙思邈认为："调身按摩，摇动肢节，导引行气"，"能知此者，可得一二百年"。②《千金要方·养性》篇中孙思邈介绍有两种按摩的具体手法：一个是天竺国按摩婆罗门法十八势；一个是老子按摩法的四十九个动作。现仅介绍婆罗门法十八势的按摩动作如下：

两手相捉纽捩，如洗手法。

两手浅相叉，翻覆向胸。

两手相捉共按胫，左右同。

两手相重按髀，徐徐捩身，左右同。

以手如挽五石力弓，左右同。

作拳向前筑，左右同。

如拓石法，左右同。

作拳却顿，此是开胸，左右同。

大坐，斜身偏欹如排山，左右同。

两手抱头，宛转髀上，此是抽胁。

两手据地，缩身曲脊，向上三举。

以手反捶背上，左右同。

大坐，伸两脚，即以一脚向前掣，左右同。

① 《摄养枕中方》。
② 《摄养枕中方》。

107

两手据地回顾，此是虎视法，左右同。

立地反捌身，三举。

两手急相叉，以脚踏手中，左右同。

起立，以脚前后虚踏，左右同。

大坐，伸两脚，当两手相勾所伸脚，著膝中，以手按之，左右同。

从这套按摩法的动作看，其优点是能使身体的各部分都得到活动，而运动量却又不太大，非常适合老年人用于保健。所以孙思邈说："但是老年人日能依此行三遍者，一月后除百病，行及奔马，补益延年，能食、眼明、轻健，不复疲乏。"这段议论虽有些夸大其词，然而这套按摩法对于人体健康确有积极的作用，则是无可否认的。

（4）孙思邈的散步法

孙思邈认为：人体"不得安于其处，以至壅滞，故流水不腐，户枢不蠹，义在斯矣"。[①] 根据这一理论，他提倡一种散步健身法。他说："四时气候和畅之日，量其时节寒温，出门行三里、二里，及三百、二百步为佳。"[②] 孙思邈本人曾坚持散步运动，所以这散步健身法，应是他从自己亲身实践中得来的体会。

（5）孙思邈的育儿法

孙思邈认为：对小孩子的养育，不能娇生惯养，

---

① 《千金要方·养性》。
② 《千金要方·养性》。

应该让他们尽可能地在大自然中得到锻炼，经受考验。他主张："凡天和暖无风时，令母将儿于日中嬉戏"，认为使儿"数见风日，则血凝气刚，肌肉牢密，堪耐风寒，不致疾病"。[①] 相反，如果将小儿"常藏纩帏帐中，重衣温暖，譬犹阴地之草木，不见风日，软脆不堪风寒也"，[②] 这是万万不可取的。可见，孙思邈的育儿法也是从保健的角度出发的。

3. 介绍孙思邈的《保生铭》

从孙思邈的养生理论和养生实践中，我们可以清楚地看到，孙思邈的养生法是非常注重实用和实效的，很少神秘的色彩。他的《保生铭》也是在实用和实效的思想指导下产生出来的、一首通俗的养生歌谣。原文载于《全唐文》第158卷，现照录于下：

> 人若劳于形，百病不能成。饮酒忌大醉，诸疾自不生。食了行百步，数将手摩肚。睡不若高枕，唾涕不远顾。寅丑日剪甲，理发须百度，饱则立小便，饥乃坐旋溺。行坐莫当风，居住无小隙。向北大小便，一生昏冥冥。日月固然忌，水火仍畏避。每夜洗脚卧，饱食终无益。忍辱为上乘，谗言断亲戚。思虑最伤神，喜怒伤和息。毋去鼻中毛，常习不唾地。平明欲起时，下床先左脚。一日免灾咎，去邪兼避恶。但能七星步，令

----

① 《千金要方·养性》。
② 《千金要方·养性》。

人长寿乐。酸味伤于筋，辛味损正气。苦则损于心，甘则伤其志。咸多促人寿，不得偏耽思。春夏任宣通，秋冬固阳事。独卧是守真，慎静最为贵。神气自然存，学道须终始。书于壁户间，将用传君子。

这首《保生铭》，虽然其中有些文句是从封建伦理道德去劝诫怎样做人的，有的还带有封建迷信的色彩。但毕竟更多的内容是符合养生之道的，具有科学的成分，概括了孙思邈的养生精髓。

## 四 司马承祯论养生

司马承祯（公元 647～735 年）字子微，号白云子，又被诏赠为银青光禄大夫，谥正一先生。河南人，是唐代著名的道士和养生家。曾从嵩山道士潘师正受传符箓和辟谷、导引、服饵等方术，居天台山。睿宗曾请他入宫传授过养生之道。开元年间，玄宗更是"亲受符箓，前后赏赐甚厚"。[①] 符箓，是道教的法术之一，用以驱使鬼神、祭祷、治病等。司马承祯著有《天隐子》、《服气精义论》、《坐忘论》等养生方面的著作，从中反映了他对养生的态度。

首先，司马承祯从理论上对养生进行了阐述。司马承祯认为：世界上神仙是有的。"神于内，遗照于

---

① 《旧唐书·司马承祯传》。

外，自然异于俗人，则谓之神仙"。<sup>①</sup>但是，神仙不是虚无缥缈者，而是人通过修炼而成的，"故神仙亦人也"。所以他说：神仙并不神秘，"在于修我灵气，勿为世俗所沦折。遂我自然，勿为邪见所凝滞。则成功也"。意思是说，只要养生者能保持人生固有之灵气，不为世俗嗜欲所蒙蔽，顺其自然，就可以修成仙人。至于怎样才能修成仙人？司马承祯的理论是：必须遵守循序渐进的原则。"人之修真达性，不能顿悟。必须渐而进之，安而行之"。他把这个循序渐进的过程称之为"渐门"。具体可分为五个步骤："一曰斋戒，二曰安处，三曰存想，四曰坐忘，五曰神解。"司马承祯的要求是："习此五渐之门者，了一则渐次至二，了二则渐次至三，了三则渐次至四，了四则渐次至五。"<sup>②</sup>就是说在练习的过程中，只有掌握了第一步，才能习练第二步；掌握了第二步，才能习练第三步；一直到掌握了第五步，"神仙成矣"。那么，什么叫"斋戒"、"安处"、"存想"、"坐忘"和"神解"呢？

所谓"斋戒"，司马承祯说："斋乃洁净之物，戒乃节约之称。"斋戒的具体内容就是"有饥即食，食勿令饱，此所谓调中也。百味未成熟不食，五味太多勿食，腐败闭气之物勿食，此皆宜戒也"。又有"手尝摩擦皮肤，温热去冷气，此所谓畅外也。久坐、久立、久劳役，皆宜戒也"。从这两段话中我们看到，司马承

---

① 《天隐子·养生》。
② 《天隐子·养生》。

祯的"斋戒",实际是指注意卫生、节制饮食和按摩养生等几个方面的内容。其作用都是为了"调养形体"。正如司马承祯自己所说:"此是形骸调理之法。形坚则气全,是以斋戒为渐门之首也夫。"

所谓"安处",司马承祯解释道:"何为安处?曰:非华堂邃宇,重裀广榻之谓也。在乎南向而坐,东首而寝,阴阳适中,明暗相半。屋无高,高则阳盛而明多;屋无卑,卑则阴盛而暗多。"这里讲的是居住条件,房子应不高不矮,光线应不明不暗。他认为:"明多则伤魄,暗多则伤魂。人之魂阳而魄阴,苟伤明暗,则疾病生焉。"这就是司马承祯的所谓"安处之道术也"。

所谓"存想",司马承祯曰:"存,谓存我之神;想,谓想我之身。闭目即见自己之目,收心即见自己之心。心与目皆不离我身,不伤我神,则存想之渐也。"从文中的存神想身,闭目见目,收心见心来看,这当是说的一种入静功夫。司马承祯曾说:"是以归根曰静","此存想之渐,学道之功半矣"。因此存想就是入静。司马承祯认为,掌握了入静的功夫,便是通过了养生活动关键的一步。

所谓"坐忘",司马承祯的解释是:"坐忘者,因存而忘也"。要求做到"行道而不见其形","有见而不知其见",达到"彼我两忘,了无所照"的境界。可见,"坐忘"与"存想"实际差不多,只不过它的功夫比"存想"又进了一层,达到了更高的"静"的境界。

所谓"神解"，司马承祯认为这是大功告成的阶段。他说："是以生死、动静、邪真，吾皆以神而解之。在人谓之仙矣。"养生活动至神解之日，也就是一个人成仙得道之时，他可以"不行而至，不疾而速，阴阳变通，天地长久"，从而成了一个"能寿蔽天地，无有终始"的"真人"。①

其次，司马承祯从方法上对养生进行介绍。司马承祯认为，养生需要有方法，方法应该有明确的宗旨。他说："比日见诸导引文，多无次第，今所法者，实有宗旨。"② 他的宗旨是什么？即一个字：动。他说："夫肢体关节，本资于动用。经脉荣卫实理于宣通。"他认为，闲居无事的人，更应该注意运动，"须导引以致和畅"。这就是户枢之所以不蠹的原因，"户枢不蠹，其义信然"。他还指出养生方法的设计，应该由许多单个动作组合而成，各个动作应该有先有后地排列，练习时按照顺序进行。这是因为人体的结构"上下相承，气之源流，升降有叙"。③ 所以养生中的导引动作应该是多样的、有顺序的组合结构。这是司马承祯的一个很了不起的科学见解。另外，司马承祯还有针对性地提出了应用他所设计的养生法的要求。"其五体平和者，依常数为之；若一处有所偏疾者，则于其处加数用力行之"。

司马承祯根据"五劳之损，动静所久；五禽之道，

① 《素问·上古天真论》。
② 《服气精义论·导引》。
③ 《服气精义论·导引》。

113

摇动其关"的理论，特意设计了一套以引导为主体，以行气为辅助，并结合叩齿、梳发等动作的养生体操。很有实用的价值，其适应性也很强。兹介绍如下：

凡导引，当以丑后卯前天起晴和之日为之。解发，散梳四际，上达顶，三百六十五过；散发于后，或宽作髻。亦得烧香，面向东，平座握固，闭目思神。叩齿三百六十过。乃纵体平气，依次为之。

先闭气，以两手五指交叉，反掌向前，极引臂拒托之，良久。即举手，反掌向上，极臂。即低左手，力举右肘，令左肘臂按着后项，左手向下，力率之。仍西向左，开右腋，努胁为之。低右举左亦如之。即低手钩项，举两肘，偃胸仰头向后，令头与手前后竞力为之。即低手，钩项摆肘捩身，向左向右。即放手两膝上，微吐气通息，又从初为之。三度。

次覆伸左手，仰掌竖指。屈右手，举肘仰掌竖指。开臂胸膊，如挽弓之势，仍回向左，使头顶胸臆臂肘等用力为之。左右各三度。

次两手作举，拏臂向前筑。即努肘向后，瘛急做势，用力为之，前后各三度。

次以左手拳，向左之后，力摆臂三。又向下摆臂三。右如之。次交两臂于胸前，各以手指攀两肩，仰头偃胸，努腹腰为之。即低头曲腰竽肩，两手向下用力攀之。一仰一低各三度。

次两手腕安腋下，促两肘向前，低头努背为之。即仰头努胸臆，促两肘向后为之，前后各三度。

次帖膝坐，以两手托腰向前，偃身向后，竞力为之，仍摇动其身。即平坐纵缓，又为之三度。

次交胫平坐，左手托左边床，稍近身后，回腕向外指，里以右手攀左膝，回头向左，仰视其后，努左右臂髆，用力为之。左右各三度。

次竖两膝，交两胫，以两手交指，反掌向外抱膝，仍低头努腰背，开膝以磔，而臂极膝讫。即回手掌向里，急抱膝，竿身仰面申咽，臆力向后为之。一仰一低各三度。

次交胫平坐，从膝向里伸胫出，外以手捉脚指，竿身向上用力攀，仍努腰腹向前，左右摇之。气极放宽。又为之，三度。

次以左手攀左脚指至脚心，脚指至手腕渐长，舒脚，仍举踵向上，却将右手托右膝上，仍转头向左右，竞力为之。即屈左脚，以两手共捧其跟，向上高举之。即放下，以左手按膝，右手攀脚，左手向下极按，右手回向上极攀之，回头向右之后，努肩髆为之。左右三度。

次长舒两脚，偃身向后，反手托床，屈右脚向前，作势掣踏之，左右三度。

次舒右脚，屈左脚，以踵加右髀上，垂左膝向下，令至床。即舒左屈右为之，左右各三度。

次偃身反托床，竖左膝，促敛其踵至臀边，

举右踵，钩取左膝，渐向下按之，令左膝头至床，左右各三度。

次屈左脚向外，以左手下攀脚腕，右手托右膝，回头向右，低左膝著床，以脚向外展，以手向内攀，竞力为之，左右各三度。

次开两膝，合两脚踵，以两手攀两脚掌，仰头向上，力举之，气极纵体，为之三度。

次舒脚，以两手交指，钩屈瞅中，偃身向后力钩之，仍渐高举脚，努胫偃指，左右各三度。

次长舒两脚，令并竖指，以两手各攀其指，举头用力为之，三度。

整套动作注重实用，简单易学，很少虚玄，很少迷信，是一套难得的健身体操。

最后，司马承祯从口诀上对养生进行提炼。司马承祯曾说："呼吸由气而活，故我有吐纳之诀；津液由水藏而生，故我有漱咽之诀；思虑由心炽而动，故我有存想之诀。"①

我们知道，所谓口诀，它是为传授某种方法和诀窍而编成的容易记诵的语句。司马承祯编写养生口诀，很明显，为古代养生的传播和应用，起到了一定的推动作用。另外，也是对古代养生理论和方法的进一步提炼。现在我们介绍一段《天隐子·后序》中的口诀。云：

---

① 《天隐子·口诀》。

人身营卫血脉，窹即行于外，寐即行于内。窹寐内外相养和平。然后每日自半夜子时，至日中午时，先平卧舒展四肢，次起身导引。喘息均定，乃先叩当门齿，小鸣；后叩大齿，大鸣。以两手摩面及眼，身觉暖畅。复端坐平足，以舌搅华池，候津液生而漱之。默及其数，数及三百而一咽之。凡咽津，候呼定而咽，咽毕而吸。如此则吸气与津，顺下丹田也。但子后午前，食消心空之时，频频漱咽，无论遍数，意尽则止。凡五日为一候。当焚香于静室中，存想其身，从首至足，又自足至丹田，上脊膂，入于泥丸。想其气如云，直贯泥丸。想毕复漱咽。乃以两手掩两耳，搭其脑如鼓声三七下。伸两足，端足俯首，极力直颈。两手握固，又手两胁下，接腰胯骨旁，乃左右耸两肩甲。闭息顷刻，候气盈面赤即止，凡七遍。气从脊膂上彻泥丸。此修养之大纲也。

这段口诀包括有导引、行气、叩齿、按摩等多种养生方法，确有很大的实用价值。

## 五　吕洞宾的炼丹术

吕洞宾（公元 798 ~ ?），传说中的八仙之一，名岩，号纯阳子，山西永济县人。唐会昌时期，他两举进士不第，浪游江湖，64 岁遇钟离权授以丹诀。他曾隐居终南山等地修炼，后游历各地，自称回道人。有关他的传说很多，比如江淮斩蛟、岳阳弄鹤、客店醉酒等。他被道教的全真派尊为北五祖之一。

吕洞宾在养生方面的材料主要是炼丹的内容。炼丹包括炼内丹和外丹。外丹就是金丹大药，内丹则属于行气养生。如他的《敲爻歌》和《百字碑》等，都是介绍炼丹术的。《敲爻歌》云：

再安炉，重立鼎，跨虎乘龙离凡境，日精才现月华凝，二八相交在壬丙。龙汞结，虎铅成，咫尺蓬莱第一程，坤铅乾汞金丹祖，龙铅虎汞最通灵。达此理，道方成，三万神龙护水晶，守时定日明符刻，专心惟在意虔诚。黑铅过，采清真，一阵交锋定太平，三车搬运珍珠宝，送归宝藏自通灵。朱砂配，水银停，一派红霞列太清，铅池迸出金光现，汞火流珠入帝京。龙虎媾，外持盈，走圣飞灵在宝瓶，一时辰内金丹就，上朝金阙紫云生。仙桃熟，摘取饵，万化来朝天地喜，斋戒等候一阳生，便进周天《参同》里。《参同》里，练金丹，水火熏蒸透白关，养胎十月神丹结，男子怀胎岂等闲。内丹成，外丹就，内外相接和谐偶，结成一块紫金九，变化飞腾天地久。

可见，吕洞宾主张的是内丹、外丹同时修炼。炼丹的步骤是：先练精化气，然后练气化神，最后练神还虚，从而达到"性命双修无又元，海底洪波驾法船"的炼丹目的。

118

《百字碑》也是介绍的炼丹术，它比起《敲爻歌》来，更容易理解些，文字也更精练，采用的是五言诗的体裁，共二十句一百个字，故称为《百字碑》。

养炁忘言守，降心为不为，动静知祖宗，无事更寻谁。真常须应物，应物要不迷，不迷性自住，性住气自回，气回丹自结。壶中配坎离，阴阳生反复，普化一声雷，白云朝升上，甘露洒须弥。自饮长生酒，逍遥谁得知，坐听无弦曲，明通造化机。都来二十句，端的上天梯。

这段文字的大意是说，养生中的养炁（气）是很重要的，养气就是养先天之气。在练习养气时，必须是忘言忘守，因为忘言气不散，忘守神自安，所以言守两忘，方可养气。养气中要注意排除一切杂念，使心息相依，达到入静的要求。吕洞宾指出，入静应注意两点：一是应事接物要光明正大，空寂虚无，不要有所迷恋。二是保持性情平静，没有喜、怒、哀、乐的激动情感。吕洞宾认为，人只有真正的入静，才能使神归气穴，使先天之气自回。而养生中如果先天之气能回到丹田，背脊上便会出现一股热气直往上升，一直升到泥丸，从而使气血循环不已，并且周流畅达。此时全身灵窍开通，津液源源而来，令人舒适轻松，就像饮长生仙酒和入逍遥仙境那样美妙，而这种美妙唯有练习者才能体验得到。吕洞宾最后说，我的这二十句养生要诀是很重要的，依此行者，定能成仙得道。

除了《敲爻歌》和《百字碑》以外，吕洞宾还给我们留下了不少有关养生的诗文，其内容也是介绍炼丹术的。如"九年火候真经过，勿尔顶中劈迸破；紫焰泄天雪花飞，从此天仙可相贺"。① 这描写的是道教"开天门"之功德修炼。又如："息精息气养精神，精养丹田气养生，有人学得这般术，便是长生不死人。"② 这里讲的是内丹修养功。

总之，无论是《敲爻歌》，还是《百字碑》，或是养生诗，都反映了吕洞宾的养生思想，推崇的是道教的精神修养，并带有很大的夸张成分，这或许与他道士的身份有关。

 施肩吾的养生观

施肩吾，字希圣，号东斋，浙江桐庐人。是唐玄宗元和十五年的进士，有诗名，但终身不仕，隐洪州西山修道，成了一个道士，世称"华阳真人"。他的著作有《西山群仙会真记》、《太白经》、《黄帝阴符经解》、《钟吕传道集》等，另有诗《西山集》十卷。他的养生观主要体现在《钟吕传道集》中，其道教的色彩非常浓厚。例如他认为：养生的目的应该是修"真仙"，而不是修"人仙"。他曾将当时各种养生派别一一作了评价，指出除道教的养生是修真仙外，其

---

① 《古今图书集成》第 394 册卷 112。
② 《古今图书集成》第 394 册卷 112。

他的都是修人仙。而施肩吾认为，修人仙的养生是不全面的养生。他说："绝五味者岂知有六气，忘七情者岂知有十诫。"又说："好存想而采日月之精者，不肯导引；孤坐闭息，安知有自然直屈体。"① 所以修人仙的养生法是不值得效法的。施肩吾主张，既然是修真仙，就应该得大道，而不能靠旁门小法来养生。他认为："以旁门小法，易为见功"，故"俗流多得相互传授，至死不悟，遂成风俗"。然而这恰恰妨碍了得养生之大道，而妨碍得大道者不能成真仙。故他说："所以远于道者，养命不知法；所以不知法者，下功不识时；所以不识时者，不达天地之机也。"②

另外，施肩吾还认为：修真仙与炼丹也有关系。他说的炼丹也包括两种：一是炼外丹，就是从一些矿物质中提炼丹药；一种是炼内丹，这是行气中的一种"真气"修炼。施肩吾主张养生中服食丹药这是不科学的，但是提出修炼内丹则是可取的。因此，他的"真仙"说中，也有一些合理的成分。

 **七 白居易的养生诗**

白居易（公元 772 ~ 346 年），字乐天，晚年号香山居士，其先为山西太原人，后迁居陕西渭南，是我

---

① 《钟吕传道集》。
② 《钟吕传道集》。

国唐代著名的大诗人。贞元时期入进士科，元和年间任左拾遗和左赞善大夫，后得罪权贵，贬为江州司马。长庆初年任杭州刺史，后官至刑部尚书。在文学上积极提倡新乐府运动，主张"文章合为时而著，歌诗合为事而作"。强调继承杜甫的现实主义创作精神，在我国文学史上有着重要的地位。白居易晚年意志较为消沉，曾闲居洛阳履道里，以饮酒、吟诗、隐居、养生为乐，留下了一些有关养生的诗篇，反映了他的养生态度。

1. 主张静坐养生

白居易有一首《静坐》诗云："负暄闭目坐，和气生肌肤。初次饮醇醪，又为蛰者苏。外融百骸畅，中适一念无。旷然忘所在，心与虚空俱。"这段诗文虽不长，但意思却有几层。第一句说的是养生的姿势与方法。即白天盘腿坐在室外，背对着太阳调气，以调和气血，润泽肌肤。第二、三两句讲的是静坐养生时的感觉。一开始就像喝了醇厚的美酒一样醉人，结束时又像动物冬眠后的苏醒一样舒适；体外感觉是百骸融融、异常和畅，体内感觉是悠然自得、毫无杂念。第四句讲的是要求。要心中坦然，忘其所在，与虚空完全结合在一起。白居易静坐养生的主张，在他的另一首《在家出家》诗中也有反映。他说："中宵入定跏趺坐，女唤妻呼都不应。"中宵是半夜。是说半夜里起来练习静坐，应该入静到连妻室的喊声也听不到，做到在家犹如出家一般。

2. 反对服食丹药

白居易曾经叹息大文学家韩愈，养生中主张服食金丹大药，结果使自己身受其害。"退之服硫磺，一病治不愈"。因此，他竭力反对服食丹药，告诫人们千万不要再为药物所误，并特意写了一首《戒药诗》。诗云："早夭羡中年，中年羡暮齿，暮齿又贪生，服食求不死。早吞太阳精，夕吸秋石髓，邀福反成灾，药误者多矣。"诗中不仅表现了白居易反对服食丹药的主张，而且反映了白居易注重实效的养生态度。

总之，隋唐五代的养生，在继承了两晋南北朝养生的基础上，又有了新的发展，集中表现在"讲究实用、注重实效"八个字上。由于讲究实用、注重实效。致使这一时期的养生，更增添了科学的内容，而减少了神秘、荒诞的成分，从而使古代养生在接近于科学的道路上，更加健康地向前发展着。

# 第六章　宋元时期养生发展的新趋势

　　赵匡胤于公元 960 年发动陈桥驿兵变，夺取了后周政权，建立宋朝，定都汴梁（今开封），史称北宋（公元 960～1127 年）。与北宋并存的还有辽（公元 916～1125 年）和西夏（公元 1032～1227 年）等民族政权。公元 1115 年，完颜阿骨打称帝，建立金朝。1125 年，宋金联合灭辽。金统治者在灭掉辽国以后，不断向南侵犯，终于在 1127 年攻陷宋的都城汴梁，俘虏了徽、钦二帝。宋王朝被迫迁都临安（今杭州），史称南宋（公元 1127～1279 年）。公元 1209 年，铁木真在北方建立蒙古大汗。1234 年，蒙古与南宋联合，夹击金国，使之覆灭。1271 年，忽必烈在大都（今北京）建立元朝（公元 1271～1368 年），并于 1279 年灭南宋，使中国实现了多民族的大统一。由于蒙古贵族实行民族歧视政策，加之汉族大官僚地主阶级的残暴统治，公元 1368 年，爆发了著名的红巾军农民大起义，元王朝淹没在农民起义的浪潮中。

　　宋元四百多年，社会生产有很大进步，特别是丝

124

织、造船、冶炼等城市手工业，相当发达。社会经济的发展，必然要促进科学文化的进步；而科学文化的进步又推动着养生学的进一步发展。使这一时期能够比较有系统的开始对古代养生资料进行搜集、整理与汇编，并在此基础上发展了医学养生和导引术势，从而反映出这一时期养生发展的新趋势。

 ## 汇集前人的养生资料

我国古代的养生，经过历代长期的发展，积累了大量的资料，散见于各种书籍。到了宋代，一些养生家开始致力于汇集和综合前人养生资料的工作。如有蒲虔贯编著的《保生要录》，赵自化编著的《四时颐养录》，陈直编著的《养志寿案书》，张君房编著的《云笈七签》，苏东坡和沈括的《苏沈良方》等。其中尤以张君房编著的《云笈七签》为代表，这本书中汇集综合的前人养生资料最多，也最系统。

张君房，湖北人，景德年间的进士，官至尚书度支员外郎，集贤校理等职，为宋《道藏》的修校人，编成《大宋天宫宝藏》4565卷。又摄取其中精要，辑成《云笈七签》122卷。俗称"小道藏"。书中保留了大量的古代导引、行气、按摩方面的资料。如辑有《彭祖导引法》、《太清导引养生经》（又称赤松子导引法）、《玄鉴导引法》、《婆罗门按摩法》，以及《胎息法》、《幻真先生服内元气诀法》等十几种行气法。现举几例，以示说明。

1. 《云笈七笺》汇集的导引资料

关于《云笈七笺》汇集的导引资料部分，这里摘录一个《太清导引养生经》，又称《赤松子导引法》。原文首先介绍了赤松子其人其事，曰："赤松子者，神农时雨师，能随风上下，至高辛氏（即帝喾时），犹存导引术。"接着介绍了赤松子导引法的作用："导引除百病，延年益寿"；导引法的要求是："朝起，布席东向为之，息极乃止。不能息极，五通止。此自当日日行之，久久知益"。关于赤松子导引法的具体内容是：

常以两手叉头上，挽至地，五嘘五息止，胀气。

又侧卧，左肘肘地，极掩左手脑。复以左手据腰，右膝左手极上引，皆五息止。引心腹气。

左手据腰，右手极上引。复以右手据腰，左手极上引。五息止，引腹中气。

叉手胸肋前，左右摇头不息，自极止，引面耳邪气，不复得入。

两手支腰下，左右自摇，自极止，通血脉。

两手相叉，反于头上，左右自调，引肺肝中气。

两手叉胸前，左右极引，除皮肤中烦气。

两手相叉，左右举肩，引皮肤气。

正立，左右摇两髀，引脚气。①

---

① 《云笈七笺》卷34。

2. 《云笈七笺》汇集的行气资料

关于《云笈七笺》汇集的行气资料部分，我们摘录一个《初学诀法》。原文曰：

> 初学时必须安身闲处，定气澄心，细意行之，久而不已。气入肠中，即于行、坐、住、卧一切处不妨。胃中气未下入肠中来，即不得到处作。初服气，皆须因入息时即住其息，少时似闷满。其息出时，三分可二分出还，住少时咽之。咽已又作至肠中，满休。必须日夜四时作为。初学入气，未入丹田，还当易散，得气入丹田，纵不服气，亦气不散。四时者，朝暮子午时，是也。如觉心满闷，但咬少许甘草桂。亦得其满闷，即散丹田。未满，亦不至满闷也。元气下时，自然有少闷。

这一段文字是告诉初学行气的人要注意的一些问题，接着介绍了初学行气的方法要领。

> 曰："凡初服气，日夜必须四度。朝暮二时用仰覆势，夜半及日中唯用仰势。其仰势用低枕，仰卧缩两脚，竖两膝，伸两手著两肘边，即咽气，只咽十咽，气即满丹田。中待一时，咽了，然后以意运入鸠中。其覆势以腹坦床，以意指胸，令高手脚，并伸着床，即咽十咽。每咽皆以意运，令缘脊下，从熟藏中出"。[①]

---

① 《云笈七笺》卷62。

这一段行气的文字可以说是深入浅出，易懂易学。

3. 用导引、行气治疗疾病的资料

关于《云笈七签》汇集的用导引、行气治疗疾病的资料，我们也摘录一段。原文曰：

凡欲疗疾，皆可以日出后，天气和晴，面向日，在室中亦向日，存为之。平坐、瞑目、握固，叩齿九通，存日赤晖紫芒，乃长引吸而咽之，存入所患之脏腑。若非脏腑之类，是谓肢体筋骨者，亦宜先存入所主之脏腑也。闭极又引，凡得九咽，觉其脏中有气，乃存气攻于所苦之处。闭极，微微吐气，其息稍定，更咽而攻之，觉疾处温暖汗出为佳。若在四肢，应可导引者，则先导引其处，已，后攻之。纵是体上，亦宜按念令其气通。若在头中，当散发梳头皮数百下，左右摇头数十过，乃吸气，讫。以两手于项上急攀之，以头向上力拒之，仍存气向上，入脑，于顶发诸孔冲出、散去。一吸讫，放手通气，更为之，以觉头颈汗出，痛处宽畅为候。若病在脏腑者，仰卧吸引，存入其处，得五六咽，则一度闭气攻之，皆以意消其病。或久来痼疾，并有症块坚积者，则非气之所能愈，终亦觉宽平也。①

这段文字简洁易懂，讲究实效，便于人们练习和掌握。

---

① 《云笈七签》卷57。

此外，我们再从《云笈七签》中摘录一段有关叩齿养生方面的资料。原文曰：

> 叩齿之法，左相叩，名曰打天钟；右相叩，名曰槌天磬；中央上下相扣，名曰鸣天鼓。若卒遇凶恶不祥，当鸣天钟三十六遍；若经凶恶辟邪，感神大咒，当槌天磬三十六遍；若存思念道，致真招灵，当鸣天鼓，当以正中四齿相扣，闭口缓颊，使声虚而深响也。①

总之，《云笈七签》这部道教著作，虽然充满了道教迷信的思想糟粕，但却保存了不少有价值的古代养生资料。除了以上摘录的一部分以外，还收录了许多重要的养生原著，如有陶弘景的《养性延命录》、孙思邈的《摄养枕中方》等等。因此说，张君房为古代养生的传播和发展，是作了极其重要的贡献的。

## 综合前人的养生经验

在综合前人的养生经验方面，宋代的道士蒲虔贯贡献最大。在他的养生著作《保生要录》中，辟有专门论述人的衣、食、住、行等章节，是第一个综合前人经验、比较有系统地论述日常生活与养生关系的人。另外，他还创编了精炼成套的健身

---

① 《云笈七签》卷45。

法——"小劳术"。

蒲虔贯少年时体弱多病，健身的需要使他对养生发生了浓厚的兴趣，他曾阅读过大量的养生书籍，在经过多年研究又结合自己养生实践的基础上，对前人的养生经验进行了分析综合，最后编著了一本《保生要录》献给皇帝。他在书的序言中写道："松有千年之固，雪无一时之坚。若植松于腐壤，不期年而必蛀；藏雪于阴山，虽累月而不消。违其性，则坚者脆；顺其理，则促者延。物情即尔，人理岂殊？"所以他认为，养生犹如依照事物的"性"、"理"一样，要顺乎自然。他曾在《保生要录·论居处门》中说："夫人春时暑月欲得晚眠早起，秋欲早眠早起，冬欲早眠晏起。早不宜在鸡鸣前，晚不宜在日盱后。热时欲舒畅，寒时欲收密。此合四气之宜，保身益寿之道也。"

蒲虔贯特别强调人的日常生活与养生的关系。他对衣、食、住都有自己的一套系统理论。如他对衣服问题是这样来论述的："臣闻衣服厚薄欲得随时合度，是以暑月不可全薄，寒时不可极厚。盛热亦必著单卧服，或腹胫以上覆被，极宜人。冬月棉衣莫令甚厚，寒则频添数层，如此则令人不骤寒骤热也。故寒时而热则减，则不伤于温；热时而寒则加，则不伤于寒。寒热不时，妄自脱著，则伤于寒热矣。寒欲渐著，热欲渐脱。腰腹下至足胫，欲得常温；胸上至头，欲得稍凉。凉不至冻，温不至燥。衣为汗温，即时易之。熏衣，火气不歇不可便著。夫寒热均平，形神恬静，则疾疢不生，寿年自永。"①

对于饮食，蒲虔贯认为：平常不要等到很饥的时候才进食，应以不饥不饱为宜。并指出："凡食，热胜冷，少胜多，熟胜生，淡胜咸。"蒲虔贯还提出了饮食中的卫生问题。他说："凡食，汗出勿令洗面，令人少颜色；食饱沐发作头风。"他告诫人们不要偏食。"凡所好之物不可偏耽，耽则伤心生疾；所恶之物不可全弃，弃则藏气不均。是以天有五行，人有五脏，食有五味"。并根据五行的生克理论，特别提出"四时无多食所旺并所制之味，皆能伤所旺之脏也。宜食相生之味助其旺气"。认为"旺盛不伤，旺气增益，饮食合度，寒温得益，则诸疾不生，遐龄自永矣"。②

蒲虔贯对于居处与养生的关系，也有一定的研究，并有独到的见解。他说："土厚水深，居之不疾。故人居处，随其方所，皆欲土厚水深。"其要求是"土欲坚润而黄，水欲甘美而澄"。又说："常居之室，要极令周密，勿有细隙，致风气得入。"他认为："风者天地之气也，能生成万物，亦能损人。初入腠理之间，内传经脉，达于脏腑，传变尤甚。"所以即使是炎热的盛夏，也"不可露卧"。"不露卧星下，不眠中见肩"。认为居处应注意："太热则热气冲上，太冷则冷气伤脑，唯理风平凉者，乃为得宜"。甚至连大小便时要咬紧牙关，都进行了忠告。③

---

① 《保生要录·论衣服门》。
② 《保生要录·论药食门》。
③ 《保生要录·论居处门》。

蒲虔贯除了注重与养生有关的日常生活外，还创编了一种精炼成套的健身法——"小劳术"。所谓"小劳术"，蒲虔贯解释说："养生者形要小劳，无至大疲。故水流则清，滞则污。养生之人，欲血脉常行，如水之流。坐不欲至倦，行不欲至劳。顿行不已，然后稍缓，即是小劳术也。"关于小劳术的具体功法，他介绍道："手足欲时其屈伸；两臂欲左挽右挽——如挽弓法；或两手上下升举——如拓石法；或双拳筑空；或手臂前后左右轻摆；或头顶左右顾；或腰胯左右转——时俯时仰；或两手相捉细细挼——如洗手法；或手掌相摩令热，掩目摩面。"小劳术动作的创编，应该说是蒲虔贯对导引养生的一大贡献。

蒲虔贯对小劳术的练习要求很简单，只要"事间随意为之，各数十过而已"。他认为，社会上流行的有些导引术，"往往拘忌太多，节目太繁，行者难之"。对这他很反感，他说："旧引方太烦，崇贵之人，不易为也。今此术不择时节，亦无度数，乘间便作，而见效且速。"对于小劳术的功用，蒲虔贯是很自信的。他说："每日频行，必身轻、目明、筋节，血脉调畅，饮食易消，无所壅滞。体中少不佳，快为之，即解。"①这虽有些过分夸大了其功效作用，但小劳术确是一种很好的健身体操，它简便易行，运动量又不大，非常适合老年人的锻炼要求。

除了小劳术，蒲虔贯还提出了睡眠按摩和吞咽津

---

① 《保生要录·调肢体门》。

液的健身方法。他曾说："夫人夜卧，欲自以手摩四肢、胸腹十数遍，名为干沐浴。"又说："常时浊唾则吐，清津则咽。常以舌柱额，聚清津而咽之，润五脏，悦肌肤，令人长寿不老。"这干沐浴和咽津，也都不失为健身的好方法。

总之，蒲虔贯在总结和综合前人养生经验的过程中，能够提出养生要从日常生活着眼，从小劳术入手，配合按摩和咽津，是有他的积极意义的。

 ## 创编有套路的导引动作

在中国养生史上，第一个创编套路式导引动作的人，是华佗和他的"五禽戏"。经过两晋南北朝和隋唐五代的发展，到了宋元时期，以套路为形式的导引动作创编得更多了，其中最有代表性的是北宋的"陈希夷坐功"和南宋的"八段锦"。

### 1. 陈希夷坐功

陈希夷坐功，又称十二月坐功，为北宋的道教养生家陈希夷所创编。陈希夷，名抟，字图南，自号扶摇子，河南鹿邑县人。曾隐居华山，宋太宗赐号"希夷先生"。著作有《无极图》、《先天图》和《指玄篇》等。陈抟创编的十二月坐功，是一种坐式导引法，分二十四势，按二十四个节气进行。其主要的动作有按膝、捶背、伸展四肢、转身扭颈等。每势作毕，都要加上叩齿、吐纳、漱咽。每一势都注明所能治疗的病症。现将这套动作详细介绍如下：

立春正月节。每日子丑时，叠手按髀，转身拗颈，左右耸引，各三五度。叩齿、吐纳、漱咽三次。治：风气积滞，项痛，耳后、肩、臑痛，背痛，肘臂痛。诸痛悉治。

雨水正月中。每日子丑时，叠手按髀，拗颈转身，左右偏引，各三五度。叩齿、吐纳、漱咽。治：三焦经络留滞邪毒，嗌干及中肿哕，喉痹，耳聋，汗出，目锐眦痛，颊痛。诸疾悉治。

惊蛰二月节。每日丑寅时，握固转颈，反肘后向，顿掣五六度，叩齿六六，吐纳、漱咽三三。治：腰脊肺胃蕴积邪毒，目黄口干，衄血，喉痹，面肿，暴哑，头风牙宣，目暗羞明，鼻不闻臭，遍身疙疮。

春分二月中。每日丑寅时，伸手回头，左右挽引，各六七度。叩齿六六，吐纳、漱咽三三。治：胸臆肩背经络虚劳邪毒，齿痛，颈肿，寒慄，热肿，耳聋，耳鸣，耳后、肩、臑、肘臂、外背痛，气满，皮肤壳壳然坚而不痛，搔痒。

清明三月节。每日丑寅时，正坐定，换手左右，如引硬弓，各六七度。叩齿、纳清吐浊、咽液各三。治：腰肾肠胃虚邪积滞，耳前热，苦寒，耳聋，嗌痛，颈痛不可回顾，肩拔臑折，腰软及肘臂诸痛。

谷雨三月中。每日丑寅时，平坐，换手左右举托，移臂左右掩乳，各五七度。叩齿、吐纳、漱咽。治：脾胃结瘕淤血，目黄鼻衄，颊肿颔肿，肘臂外后廉肿痛，臀外痛，掌中热。

立夏四月节。每日以寅卯时，闭息瞑目，反换两手，抑掣两膝，各五七度。叩齿、吐纳、咽液。治：风湿留滞，经络肿痛，臂肘挛急，腋肿，手心热，喜笑不休，杂症。

小满四月中。每日寅卯时，正坐，一手举托，一手拄按，左右各三五度。叩齿、吐纳、咽液。治：脏腑蕴滞邪毒，胸胁支满，心中憺憺大动，面赤鼻赤，目黄，心烦作痛，掌中热，诸痛。

芒种五月节。每日寅卯时，正立仰身，两手上托，左右力举，各五七度。定息、叩齿、吐纳、咽液。治：腰肾蕴积虚劳，嗌干心痛，欲饮目黄，胁痛消渴，善笑善惊善忘，上咳吐，下气泄，身热而股痛，心痛，头顶痛，面赤。

夏至五月中。每日寅卯时，跪坐，伸手叉指，屈脚换踏，左右各五七度。叩齿、纳清吐浊、咽液。治：风湿积滞，腕、膝痛，臑、臂痛，后廉痛厥，掌中热痛，两肾内痛，腰、背痛，身体重。

小暑六月节。每日丑寅时，两手踞地，屈压一足，直伸一足，用力掣三五度。叩齿、吐纳、咽液。治：腿膝腰髀风湿，肺涨满，嗌干，喘咳，缺盆中痛，善嚏，脐右小腹胀引，腹痛，手挛急，身体重，半身不遂，偏风，健忘，哮喘，脱肛，腕无力，喜怒不常。

大暑六月中。每日丑寅时，双拳踞地，返首向肩引，作虎视，左右各三五度。叩齿、吐纳、咽液。治：头项胸背风毒，咳嗽，上气喘渴，烦心，胸膈满，臑臂痛，掌中热，脐上或肩背痛，风寒，汗出，中风，小便数欠溏泄，皮肤痛及麻，悲愁欲哭，洒淅寒热。

立秋七月节。每日丑寅时，正坐，两手托地，缩体闭息，耸身上踊，凡七八度。叩齿、吐纳、咽液。治：补虚益损，去腰肾积气，口苦，善太息，心胁痛，不能反侧，面尘体无泽，足外热，头痛，颔痛，目锐眦痛，腋下肿，汗出，振寒。

处暑七月中。每日丑寅时，正坐，转头，左右举引，就反两手捶背，各五七度。叩齿、吐纳、咽液。治：风湿留滞，肩背痛，胸痛，脊膂痛，胁、肋、髀、膝外至胫绝骨、外踝前及诸节皆痛，少气，咳嗽，喘渴上气，胸、背、脊、膂积滞之疾。

白露八月节。每日丑寅时，正坐，两手按膝转头左右推引，各三五度。叩齿、吐纳、咽液。治：风气留滞腰背经络，洒洒振寒，善伸数欠，或恶人与火，闻木声则惊、狂、疟、汗出，衄血，口喝唇胗，颈肿，喉痹，不能言，颜黑，呕呵欠，狂歌上登，欲弃衣裸走。

秋分八月中。每日丑寅时，盘足而坐，两手掩耳，左右反侧，各三五度。叩齿、吐纳、咽液。治：风湿积滞，胁、肋、腰、股、腹大水肿，膝膑肿痛，膺、乳、气、股、伏兔骭外廉、足跗诸痛，遗溺失气，奔响腹胀，脾不可转，腘似结，臑似裂，消谷善饥，胃咽喘满。

寒露九月节。每日丑寅时，正坐，举两臂，踊身上托，左右各三五度。叩齿、吐纳、咽液。治：诸风寒湿邪，挟胁披经络动冲，头痛，目似脱，项如拔，脊痛腰折，痔疟，狂癫疾，两边头痛，头囟项痛，目黄泪出衄血，霍乱诸疾。

霜降九月中。每日丑寅时，平坐，纾两手，攀两足，随用膝间力，纵而复收，五七度。叩齿、吐纳、咽液。治：风湿痹入腰、脚、髀，不可曲，腘结痛，臑裂痛，项、背、腰、尻、阴、股、膝、髀痛，脐及肌肉痿下肿，便脓血气，腹胀痛，欲小便不得，藏毒，筋寒，脚气，久痔脱肛。

立冬十月节。每日丑寅时，正坐，一手按膝，一手挽肘，拗颈左右顾，两手左右托，各三五度。叩齿、吐纳、咽液。治：胸胁积滞虚劳邪毒，腰痛不可俯仰，嗌干，面尘，脱色，胸满，呕逆，飨泄，头痛，二无闻，颊肿，肝逆，面青，目赤肿痛，两胁下痛引小腹、四肢满闷，眩冒，目肿痛。

小雪十月中。每日丑寅时，正坐，一手按膝，一手挽肘，左右争力，各三五度。叩齿、吐纳、咽液。治：脏腑风湿热毒，妇人小腹肿，丈夫溃疝，狐疝、遗溺、闭癃血，睾肿睾疝，足逆寒，腨害痿节肘痛，转筋阴缩，两筋挛，洞泄，血在胁下，喘，善恐，胸中喘，五淋。

大雪十一月节。每日子丑时，起身仰膝，两

手左右托，两足左右踏，各五七度。叩齿、吐纳、咽液。治：脚膝风湿毒气，口热舌干，咽肿，上气，嗌干及肿，烦心，心痛，黄疸，肠澼，阴下湿，饥不欲食，面如漆，咳唾有血，渴喘，目无所见，心悬如饥，多恐，常若人捕等症。

冬至十一月中。每日子丑时，平坐，伸两足拳，两手按膝，左右极力，各三五度。叩齿、吐纳、咽液。治：手足经络寒湿，脊股内后廉痛，足痿厥，嗜卧，足下热，脐痛，左胁下、肩、背、髀间痛，胸中满，大小腹痛，大便难，腹大颈肿，咳嗽，腰冷如冰及肿，脐下气逆，小腹急痛，泄下肿，足胕寒而逆，冻疮，下痢，善思，四肢不收。

小寒十二月节。每日子丑时，正坐，一手按足，一手上托，挽手互换，极力三五度。吐纳、叩齿、漱咽。治：荣卫气蕴，食即呕，胃脘痛，腹胀，哕疟饮发中满，食减，善噫，身体皆重，食不下，烦心，心下急痛，溏瘕泄，小闭，黄疸，五泄注下五色，大小便不通，面黄口干，怠惰，嗜卧，抢心，心下痞苦，善饥善味，不嗜食。

大寒十二月中。每日子丑时，两手向后，踞床跪坐，一足直伸，一足用力，左右各三五度。吐纳、叩齿、漱咽。治：经络蕴积诸气，舌根强痛，体不能动摇或不能卧，强立，股膝内肿，尻阴、臑胻、足背痛，腹胀肠鸣，餐泄不化，足不收行，九窍不通，足胕肿若水胀。

这套坐功，按不同月令季节规定术势动作，虽形式有些呆板，但在健身和疗病方面却有一定的作用。

2. 八段锦

八段锦之名最早见于洪迈的《夷坚志》，云：政和七年，起居郎李似矩"尝于夜半起生，嘘吸按摩，行所谓八段锦者"，并称之为"长生安乐法"。但其详细练习方法不清楚。到了南宋人曾慥所辑的《道枢》中，始有较为具体的八段锦动作要领，其要诀是：

（1）仰手上举所以治三焦。

（2）左肝右肺如射雕。

（3）东西单托所以安其脾胃。

（4）返而复顾所以理其伤劳。

（5）大小朝天所以通五脏。

（6）咽津补气左右挑其手。

（7）摆鲜之尾所以祛心疾。

（8）左右攀足所以治其腰。

这套八段锦，实际是由八节徒手体操动作组成的。它可以活动身体的各个部位，其结构连贯，动作简便，故深受人民群众的欢迎，在我国民间流传甚广。这套八段锦，在练习时要求采用立式的姿势进行，所以又称"武八段"。宋代还流传一种"文八段"，练习时采用坐式的姿势进行，其动作与"陈希夷坐功"较为相似。"文八段"与"武八段"相比较，应该说武八段的健身效果更好些，实用性也更强些，也更接近于现代保健体育的要求。

## 四 医家养生有新的发展

宋辽金元，长期战乱，疾病劳役严重。一些医家由于所处环境和医疗实践的基础不同，积累了不同的临床经验。加之对古代医籍的某些理论的理解也不尽相同，从而促使他们从不同的角度去发挥医理而各有所重。具体表现在有的医家产生了"古方不能尽治百病"的观点；有的医家对于一些时人多固守和盲目搬用政府颁定的"局方"的流弊，提出反对意见。这就在不同程度上显示了当时的革新精神，而这种精神尤其以中医史上"金元四大家"的学术争鸣为其发展高峰。正是这种学术争鸣，进一步丰富了古代养生学的内容，并促使这一时期的养生在中医学的基础上，又有了新的发展。

1. 《圣济总录》与养生

《圣济总录》是宋政和年间召集全国名医，收集民间经验良方，选辑"内府"所藏秘方，汇编成书的一部医学巨著，共 200 卷，分 68 门，录方 2 万余首。《圣济总录》中辟有专门的神仙导引、神仙行气等养生内容。

如在导引养生方面，《圣济总录》明确指出："善摄生者，惟能审万物出入之道，适阴阳升降之理，安养神气，完固形体，使贼邪不得入，寒暑不能袭，此导引之大要也。"因而认为"中央之地，阴阳所交，风雨所会，其地平以湿，其民食杂而不劳，其病多痿厥寒热，故导引按跷之术，本从中央来。盖斡旋气机，周流营卫，宣摇百关，疏通凝滞，然后气运而神和"①。所以《圣济总录》卷199"神仙服饵门"中有多种导引术势的具体介绍。现录"太上混元按摩法"一套，以示说明。

　　两手捺，左右搬肩，二七遍。两手捻，左右扭身，二七遍。两手抱头，左右扭腰，二七遍。左右挑头，二七遍。一手抱头，一手托膝，三折，左右同。两手托头，三举之。一手托头，一手托膝，从下向上，三遍，左右同。两手攀头下向，三顿足。两手相捉头上过，左右三遍。两手相叉托心，前推却挽，三遍。两手相叉着心，三遍。曲腕筑肋挽肘，左右亦三遍。左右挽前后拔，各三遍。舒手挽项，左右三遍。反手着膝，手挽肘，覆手着膝上，左右亦三遍。手摸肩，从上至下使遍，左右同。两手空拳筑，三遍。外振手三遍，内振三遍，复手振，亦三遍。两手相叉，反复搅，各七遍。摩扭指，三遍。两手反摇，三遍。两手反叉，上下扭肘无数，单用十呼。两手上竿，三遍。两手下顿，三遍。两手相叉头上过，左右申肋，十遍。两手拳反背上，掘脊向下，亦三遍（掘揩之也）。两手反捉，上下直脊，三遍。覆掌搦腕，内外振，三遍。覆掌前竿，三遍。覆掌两

━━━━━━━━━━━━━━━

　　① 《圣济总录》卷4，治法。

手相叉交横，三遍。覆手横直即竿，三遍。若有手患冷，从上打至下，得热便休。舒左脚，右手承之，左手捺脚，从上至下，直脚三遍，右手捺脚亦尔，前后捩足三遍。左捩足，右捩足，各三遍。前后却捩足，三遍。直脚三遍。扭脚三遍。内外振脚，三遍。若有脚患冷者，打热便休。扭脚以意多少，顿脚三遍。却直脚三遍。虎踞左右扭肩，三遍。推天托地，左右三遍。左右排山负山拔木，各三遍。舒手直前，顿伸手三遍。舒两手两膝，亦各三遍。舒脚直反顿伸手，三遍。捩内脊外脊，各三遍。

在行气养生方面，《圣济总录》曾指出："人生天地中，随气受病，医之治病，从气所宜，统论之，阴阳殊化，有东南西北之异气，内经所谓地有高下，气有温凉，高者气寒，下者气热。故曰：气寒气凉，治以寒凉，气温气热，治以温热。"① 又说："阴阳虽大，不离乎气。故通天地一气耳。人生其间，大喜毗于阳，大怒毗于阴，一吐纳，一动静，何所逃哉，与气流通而已。故气平则宁。气不平则病。"指出"百病生于气。喜则气缓。悲则气消。寒则气收。热则气泄，恐则气下。忧则气乱。劳则气耗。思则气结。怒则气逆。盖营卫通利。则气舒而不迫"② 。所以行气养生亦是

---

① 《圣济总录》卷4，治法。
② 《圣济总录》卷67，诸气门。

《圣济总录》中介绍的重要方法之一。

有服气法。

> 凡欲服气，即正脚卧，先叩齿三十六下，吐去浊恶气，即上下卷肚七下，左右亦如之，各七度，此名炼气，除万病。即闭气令内不出外不入，鼓腹令气满，及微闭三五咽以下为一歇，咽多为佳，每咽皆以意送至下丹田，脐下三寸是，亦名气海，至十歇以上，气渐通，二十歇即腹中大转。如减食大妙，从子至巳，六时为阳气，生气在外，从午至亥，六时为阴气，生气在内。凡吐去浊气，若阳时鼻微微引外气长取之，行下丹田饱闭之令极，口中微微吐之，任根据常息；若阴时，但闭口内咽之以饱，任根据常息，如有他疾，即根据六气调适之，若遇恶阴重雾雷电，只得内咽，不得取外气。

有真理六气诀。

> 嘘属肝，呵属心，呬属肺，吹属肾，呼属脾，嘻属三焦，六气各有所理。五脏有疾，皆属于心，心主呵，诸疾皆可愈，初学人但食少淡粥或胡麻，益气生津液，忌吃热食，悖乱正气，凡欲食，先服三五咽气与食作主人，兼每早先服二十颗椒，清酒一杯，冬温夏冷，戒在过度，切忌冲见新产死亡，及食油腻肥鲜臭秽等物。

有闭气之法。

以鼻微微引纳之，数满于口中微吐之，小吐即更以鼻小引咽之，如此再三，可长吐之，饥取食止，绝谷长久，若闭气数得至千五百，则气但从鼻入，通行四肢，不复从口出也，行之不止，仙道成矣。

有五行气法。

春以丙日时加巳，食气百二十，致气于心，令心胜肺，无令肺伤肝，此养肝之时也（春有九丙凡一千八十食气）。夏以戊日时加未，食气百二十，以助脾令胜肾，使肾不伤心（数亦如上）。季夏庚日时加申，食气百二十，以助肺令胜肝，使肝不伤脾（月有三戊凡三百六十食气）。秋以壬日时加亥，食气百二十，以助肾令胜心，使心不伤肺（秋有九壬行亦加上）。冬以甲日时加寅，食气百二十，以助肝令胜脾，使脾不伤肾，此五行食气之要法也。

有绝谷行气法。

当食日减一口，十日后可不食，不食二日，腹中或苦饥，取好枣九枚，方寸术饼九枚食之，一日一夜，不过此也，不念食，即勿啖也，饮水日可五升，亦可三升，勿绝也，口中常含枣核，令人嗳气，且生津液。①

除导引和行气以外，《圣济总录》还讨论了按摩养生的问题，说：什么是按摩？"可按可摩，时兼而用，通谓之按摩"。并认为"按之弗摩，摩之弗按，按止以手，摩或兼以药，曰按曰摩，适所用也"。《圣济总录》指出，"养生法，凡小有不安，必按摩捼。令百节通利，邪气得泄，然则按摩有资于外"②。《圣济总录》中还对养生中的养神问题进行了讨论，如它在"治神"篇中说："《内经》曰：'心者君主之官，神明出焉。'又曰：'心者生之本，神之变也。'四气调神，于起居动作之间，每以志意顺四时为急务，迨其感疾，亦察精神志意存亡得失，以为治法，盖谓有生之本，营卫气血也。诸血皆属于心，气之升降舒结，又因乎喜怒悲忧恐之变，病有至于持久不释，精气弛坏，营泣卫除者，岂特外邪之伤哉，神不自许也，是以黄帝论气之行着，必分勇怯，论病之苦乐，必异形志，论芳草石药，必察缓心和人。""故扁鹊华佗治病，忌神明之失守；叔和论脉，辨性气之缓急。孙思邈之用药，则以精神未散为必活。"所以"盖上古恬淡，治病之法，祝由而已，迨夫忧患既攻，巧诈复起，邪之感人也深，医之用功也倍。专恃毒药，而不问其情，则精神不进，

① 《圣济总录》卷200"神仙服饵门"。
② 《圣济总录》卷4，治法。

145

志意不治，故病不可愈"。从而指出："凡治病之术，不先致其所欲，正其所念，去其所恶，损其所恐，未有能愈者也。"① 《圣济总录》甚至还根据不同的地区环境，提出了不同的主要养生方法，如"东方之民治宜砭石，西方之民治宜毒药，北方之民治宜灸，南方之民治宜微针，中央之民治宜导引按跷，然则从气所宜而治之，固可知也"。认为"小者小异，大者大异，唯圣人能杂合以治，各得其所宜"。②

此外，《圣济总录》在讨论养生时还涉及了饮食、滋补，以及用药等问题。如关于饮食问题时《圣济总录》说："人资食以为养，故凡有疾，当先以食疗之，盖食能排邪而保冲气也。食疗不已，然后命药者，其不得已而用之欤。"③ 关于滋补问题时《圣济总录》的理论是："形不足者，温之以气，气为阳。天之所以食人者也，精不足者，补之以味，味为阴，地之所以食人者也。人受天地之中以生，阴阳不可偏胜，有偏胜斯有不足。于是有补养之法，然必适平而止，不可太过，过则复为有余，亦非中道也。常人之情，知补养为益，而不知阴阳欲其平均。故言补者，必专以金石灸熨为务。名曰补之，适以燥之也，是岂知补虚扶羸之道哉。夫男子、肾虚、水不足也。凡补虚多以燥药，是不知肾恶燥也。女子阴虚，血不足也。凡补虚多以阳剂，是不知阳胜而阴愈亏也。况补上欲其缓，补下

---

① 《圣济总录》卷4，治法。
② 《圣济总录》卷4，治法。
③ 《圣济总录》卷3，叙例。

欲其急。五脏之虚羸，其补必于其母，运气之主客，其补各有其味，非通乎天地阴阳。消息盈虚之道者，未易语此。"① 在用药问题上，《圣济总录》则向人们介绍了以下的基本常识："病在胸膈以上者，先食后服药，病在心腹以下者，先服药后食，病在四肢血脉者，服药宜空腹而在旦，病在骨髓者，服药宜饱满而在夜，此用药之常法也，若卒病受邪，则攻治宜速，岂可拘以常法。"②

### 2. 张从正对养生学的贡献

张从正，字子和，号戴人，约生于公元 1156 年，卒于 1228 年，河南考城县人。与刘完素、李东垣、朱震亨合称"金元四大家"，是中医"攻邪派"的代表。张从正一生著述较多，《儒门事亲》共 15 卷是其代表作。张从正不仅医术精湛，据《金史》本传云："张从正精于医，贯穿素雅之学，其法宗刘守真（即刘完素），用药多寒凉，然起疾救死多取效。"而且医德高尚，面向劳动人民。有些穷苦人请他治病，哪怕有二百里的路程，也应邀亲自前往诊治，深受群众欢迎。他对养生学亦有重要的贡献。

张从正的《儒门事亲》认为："治病应着重在驱邪，邪去则正安，不可畏攻而养病。"于是，他创造性地运用了"汗、吐、下"三种疗法。其中的汗法，并不限于用药发汗，还包括了使用导引、行气等手

---

① 《圣济总录》卷 4，治法。
② 《圣济总录》卷 3，叙例。

法，以达到祛除表邪的目的。例如他在《儒门事亲》中说："……导引、按摩，凡解表者，皆汗法也。"他很赞赏华佗的五禽戏，认为利用虎、鹿、熊、猿、鸟的导引动作，可以使人体出汗而透邪外出。因此，在实践中他自己也创编了一些导引动作，经临床试用，认为疗效很好。现举一例。他说："一法导引，若无药处用之。令人盘两足而坐，以两手交十指，攀头风池、风府二穴，此风之门也。向前俯首，数至于地，如此连折点地一百二十数。急以酸醋白荡投之，汗出即解。"张从正在攻邪学说中重视导引法，是建立在他的"君子贵流不贵滞"这一思想基础上的，认识到只有使血气经常通畅，运行无碍，才能祛病延年。

在行气疗法方面，张从正亦有些具体的手段。如他曾介绍的"吹气法"云："疮肿丹毒的病人，可面向北面，洗心静坐，意想北海雪浪滔天，冰山无边无际，大寒严冷的气。取此气一口，轻轻地吹在疮肿之处。多吹几次，可有疗效。"

张从正在养生方面，还提出了食补的主张。他在《儒门事亲》中说："养生当论食补，治病当论疗效。"指出果、谷、肉、菜都是滋养人体的。但是他又强调：不要使五味太偏，必须使五味与人体的五脏相宜，方能得到食补的效果。并强调"五谷养之，五果助之，五畜益之，五菜充之。相五脏所宜，毋使偏倾可也"。张从正介绍了许多食补的具体做法，现举粥补一例。

如对于四肢手足厥冷症患者，他说：可在使用药物后，使用粥食调养，即可使病痊愈，又说：大吐之后，宜食粥；老人暑天泄泻可使用绿豆稀粥。是的，粥补是符合中医养生之道的。清代医学家王孟英曾在《随息居饮食谱》中解释过："粳米甘平，宜煮粥食。粥饮为世间第一补人之物。贫人患虚证，以浓米饮代参汤。病人、产妇粥养最宜。"

3. 李东垣对养生学的贡献

李东垣（公元 1180～1251 年），名杲，字明之，河北保定人。他倡导"人以胃气为本"，"善温补脾胃之法"，后称之为"补土派"，为金元四大医家之一。李东垣幼年就喜爱医学，曾捐款千金而跟随易州张元素学医。没学几年，就掌握了张氏的各种医学技术。除精通内科外，还擅长外科、五官科和针灸各科。主要著作有《脾胃论》、《内外伤辨惑论》、《兰室秘藏》等，着重阐述了脾胃的生理功能，内伤病的致病、发病机理，以及鉴别诊断、治疗方药等一系列问题，其中也谈到了许多养生的道理。

李东垣认为：气是人体健康之本。这个气当包括元气和谷气两种。何谓元气？元，始也。元气是指人的先天的各种物质功能。何谓谷气？谷，植物食品也。谷气是指人进食以后，经过消化吸收所产生的营养物质。因此，李东垣所说的气，既是物质的代称，也是功能的表现。在人体中具有推陈出新、温煦脏腑、抵御外邪、固摄精血、转化营养的重要机能，故气是决定人体健康与否的关键。所以他说："当病之时，宜安心静坐，以养其气。"① 但是李东垣又认为，元气也好，谷气也好，它们的产生完全在于脾胃。因此，脾胃决定气之虚实。他说："真气，又名元气，乃先身生之精气也，非胃气不能滋之。"② 李东垣认为，人体如果没有脾胃虚弱的内在因素，虽有外邪，亦不能侵入发病。只有脾胃伤，才会元气衰；元气衰，则疾病生。"脾胃之气既伤，而元气亦不能充，而诸病之所由生也"。因此他得出一个结论：不管元气、谷气，还是其他什么气，都是靠脾胃滋养的，故实际上都是胃气。"夫元气、谷气、荣气、卫气、生发诸阳之气，此数者，皆欲食入胃上，行胃气之异名，其实一也"。所以，若胃气一虚，则五脏必然受累而为病，出现"阳气下陷、阳火上乘"的病理状态。

李东垣还认为：脾胃与消化等方面的疾病有一定的因果关系。指出若脾胃不健，则水谷不能正常消化吸收，这就会产生血虚、食滞、水湿等病因。因此要注意保养脾胃，使之功能健全。而保证脾胃健全的最主要条件就是节制饮食。他说："至于五味，口嗜而欲食之，必自裁制，勿使过焉，过则伤其正也。"③

4. 利用布气治病

布气，就是行气中的发放外气，也就是现在说的气功中的发放外气。宋元时期出现了布气治病的记载，这也是中医养生有新的发展的一个重要标志，它说明

① 《兰室秘藏》。
② 《脾胃论》。
③ 《脾胃论》。

发放外气治病，在我国也已有很长的历史了。

（1）李若之布气治病

李若之是北宋时期的一个道士兼医家，能发放外气给人治病。有一次，他曾受到大文学家苏轼的邀请，为他的儿子苏迨布气治病，这件事记载在《东坡志林》中。原文曰："学道养气者，至足之余，能以气与人。都下道士李若之能之，谓之'布气'。吾中子迨，少羸多疾，若之相对坐，为布气。迨闻腹中如初日所照温温也。"苏迨为苏轼的续娶夫人王润之所生，他先天不足，四岁时还不会走路，整天要人背着。"四岁不知行，抱负烦背腹"。经过李若之的布气治疗以后，苏迨的体质有了很大的进步，到了二十多岁时，已成为一个"雍容振羽仪"的健康小伙子，再没有从前那弱不禁风的样子了。

（2）皇甫坦布气治病

皇甫坦，字履道，山东临淄人，南宋时期的道士兼医家。也善于布气治病。根据《九江通志》的记载，他曾被宋高宗召入皇宫为高宗的生母韦贤妃治眼病，还为仙韶甄娘治疗腿疾。"绍兴中，显仁太后患目，国医不能疗。高宗诏有司物色之，临安守廉得以闻，诏入见慈宁殿。坦为嘘呵布气，目即愈，翳脱，了然矣。又诏疗仙韶甄娘躄，亦即愈。辞还山"。关于皇甫坦是怎样学习布气功夫的？《九江通志》里还有一段精彩的传说。那是他避地入蜀、居住峨眉山时，"尝暮行风雪中，闻人有呼之者，顾一道人卧小庵中，因留与抵足睡，坦自觉热气自两足入，蒸蒸浃体，甚和适"。第二天早上，道人对他说："他日可访我于灵泉观。"于是，皇甫坦"往灵泉访之,始知所遇者,妙通真人朱桃椎也。其后复与妙通会酒肆中,尽得坎离虚实之旨,内外二丹之秘"。从此,皇甫坦"常晏坐不寐,其两足外踝皆平偃,顶有珠光",终于练成了布气的功夫。

皇甫坦除了在布气方面有很深的造诣外,他的整个养生观主要是道家的无为和节欲,强调精神修养。宋高宗曾向他请教"何以治身"?他回答说:"心无为则身安,人主无为则天下治。"① 高宗又请教他长生久视之术,他回答说:"先禁诸欲,勿令放逸。丹经万卷,不如守一。"使高宗大为叹服。

## 五 知识分子对养生的研习

### 1. 苏轼对养生的研习

苏轼(公元 1037~1101 年),字子瞻,号东坡居士,四川眉山人。北宋著名文学家、书画家,"唐宋八大家"之一。苏轼多才多艺,不仅是一代文豪,而且对养生学也有深入的研究,并有精辟的养生理论和完整的养生方法。

### (1) 苏轼的养生理论

首先,苏轼认为通过养生活动是能够达到延年益寿的目的的。他说:"近来颇留意养生,读书延纳方士多矣,其法数百,择其简而易行者,间或为之,辄验。

---

① 《宋史·方技传·皇甫坦传》。

今此法特奇妙，乃知神仙长生不老，非虚语也。"① 不过他强调，养生应坚持不懈，方能取得很好的效果。"其效初亦不甚觉，但积累百余日，功用不可量，比之服药，其力百倍"。基于这样的认识，苏轼自己一直坚持养生活动，从而使他在坎坷曲折的生活历程中，仍活到了 66 岁。

其次，苏轼认为适当参加运动和经受自然的锻炼，有助于养生。他在《策问》中曾以"农夫小民"与"王公贵人"的生活作比较，来说明锻炼的重要性。他说："农夫小民，盛夏而作，而穷冬暴露，其筋骸之所冲犯，肌肤之所侵渍，经霜露而狎风雨，是故寒暑不能中毒。"而王公贵人往往是"处于重屋之下，出则乘舆，风则袭裘，雨则御盖。凡所以虑患之具，莫不备至"。由于他们平时对"风雨、霜露、寒暑之变"，"畏之太甚而养之太过"，"故小不如意，则寒暑入之矣"。因此他得出结论："是故养生者，使能逸而能劳，步趋动作，使其四体狃于寒暑之变，然后可以刚健强力，涉险而不伤。"② 正因为充分认识到运动健身的道理，所以当苏轼晚年从海南流放回来隐居在江苏武进时，仍能坚持每天的散步、爬越坡度甚大的桥梁等活动，以期健身。

最后，苏轼认为养生应顺乎自然，做到心安神安。他曾举了一个有趣的例子说："吾常自牢山浮海达于

① 《上张安道养生诀论》。
② 《策问》。

淮，遇大风焉，舟中之人，如附于桔槔而与之上下，如蹈车轮而行，反逆眩乱不可止，而吾饮食起居如他日。"① 这是何故呢？他说："吾非异术也，而莫与之争而听其所为。"就是说要顺着船在海中的波动而不以为意。由此他总结道：心定神安，外界对人的影响就轻；顺着外界的事物，人体就能适应。"安则物之惑我者轻，和则我之应物者顺"。从而阐明了养生须顺乎自然的道理。

（2）苏轼的养生方法

苏轼的养生方法比较多，而且多简便易行。例如他晚年住在江苏武进的香泉村时，曾创造了一种"香泉功"，又名"坡仙功"或"苏子术"，就非常简便。主要内容包括"步息"（一边步行一边深呼吸）、"卧息"（仰卧深呼吸）、"爬功"（在床、草地或船板上爬行，或在水中游泳）、"桥功"（仰卧挺腰、提肛抬臀，配合呼吸）等四个方面。"香泉功"在江南一带，特别是在船民中非常流行。

在苏轼的养生方法中，具有典型代表性的是他在《上张安道养生诀论》中提出的一种方法。它包括叩齿、闭息、内视、咽津、按摩等多种内容，是一种合诸道为一体的养生方法。其功夫是：

> 每夜于子后，披衣起，面东或南盘足，叩齿三十六通，握固，闭息，内视五脏：肺白、肝青、

---

① 《问养生》。

脾黄、心赤、肾黑。次想心为炎火，光明洞澈，下入丹田中，待腹满气极，即徐出气，出入均调，即以舌接唇齿内外。漱炼精津液，未得咽。复前法闭息，内视，纳气丹田，调息漱津，皆依前法，如此者三。津液满口，即低头咽下，以气送入丹田。须用意精猛，令津与气，谷谷然有声，经入丹田。又依前法为之，凡久闭息，三咽津而止。然后以左右手，热摩两脚心及脐下腰脊间，皆令热彻。次以两手摩熨眼、面、耳、项、背，皆令极热。仍按捉鼻梁左右五七下，梳头百余梳，而卧，熟寝至明。

这段功法，苏轼曾向朋友推荐过，并要求每在下半夜（三点至四点之间）进行。

苏轼对朋友说，这段功法虽然简易，然"常久不废，而有深功"。① 他曾谈了自己实践的体会，"且试行一二十日，精神自已不同，觉脐下实热，腰脚轻快"。故他说："久而不已，去仙不远。"另外，苏轼还告诉朋友，在练习这段功法时，应注意几个问题。

一是"习闭息，使渐能持久，以脉候之，五至为一息"。闭息时，"不可强闭多时，使气错乱，或奔突而出，反为之害，慎之慎之"。

二是"须常节晚食，令腹中宽虚，气得回转"。若有可能，在白天无事时，"亦可时时闭目内视，漱炼津

---

① 《上张安道养生诀论》。

液咽之"。或"摩熨耳目，以助真气"，这样更能"清净专一，即易见功矣"。

三是指明无论何种养生方法，皆有三种人不可练习。"一忿躁；二阴险；三贪欲"。此三种人当在禁止之列。

（3）苏轼的养生诗

苏轼除了撰有专门阐述养生的论文以外，还写了不少有关养生的诗词。在这些诗词中，往往也包含有他的养生理论和方法，从而有助于我们进一步了解他对祖国养生学所作的重要贡献。现介绍两首：

其一：《养生颂》。诗云："已饥方食，未饱先止。散步逍遥，务令腹空。当腹空时，即便入室，不拘昼夜，坐卧自便。惟在摄身，便如木偶。常自念言，我今此身，若少动摇，如毫发许，便堕地狱，如商君法，如孙武令，事在必行，有死无犯。又用佛语，及老聃语，视鼻端白。数出入息，绵绵若存，用之不勤。数至数百，此心寂然，此身兀然，与虚空等。不烦禁制，自然不动，数至数千。或不能数，则有一法，强名曰随：与息俱出，复与俱入。随之不已，一旦自往，不出不入。勿觉此息，从毛窍中，八万四千。云蒸雨散，无始以来。诸病自除，诸障自灭，自然明悟。譬如盲人，忽然有眼。此时何用，求人指路，是故老人，言尽于此。"

这段诗文大致有三层意思。第一层意思是练习前要做好调饮食、调睡眠、调身、调息、调心等几个方面。然后像"木偶"那样端坐不动，准备练习。第二层意思是说练习时的入静，要排除杂念。能像商鞅那样，立徒木于国门，言出法随；或像孙武的军法那样，令在必行。必须克服"心猿意马"，可以结合想佛家和老子的语言，或观看自己的鼻端，来诱导和加强意念的入静。第三层意思是谈练习的"六妙法门"。六妙者：数、随、止、观、还、净。数："数至数百，此心寂然"。随："与息俱出，复与俱入"。止："一旦自住，不出不入"。观："从毛窍中，八万四千"。还："云蒸雨散，无始以来"。净："譬如盲人，忽然有眼"。

其二：《养生偈》。诗云："闭邪存诚，练气养精。一存一明，一练一清。清明乃极，丹元乃生，坎离乃交，黎枣乃成。中夜危坐，服此四药。一药一至，到极则处。几费千息，闲之廓然，存之单然，养之郁然，炼之赫然。守之以一，成之以久。功在一日，何迟之有。"

这段诗文的大意是说：练习之始应排除杂念，使之入静。只有入静才能心神自明、心神自清，明清达到一定的境地，丹田就会产生一团暖气，使阴阳调和。苏轼谈道，在夜间起来练习时，人会感到气的小周天（气体循任督二脉运行）和大周天（气体沿奇经八脉运行）的运行。文中的药是指丹田中产生的气体。苏轼最后强调说，只要专心一意，入静练习，久而久之，必然功成，并告诫人们，切不可求功速成。这两段诗文，都是讲的行气功夫，反映出苏轼对古代行气术是颇有研究的。

## 2. 张伯端与《悟真篇》

张伯端，字平叔，号紫阳，后改名用成，人称悟真先生，传为紫玄真人，又尊为紫阳真人，浙江临海人，为道教南宗的开祖。生于北宋太平兴国九年（公元984年），卒于神宗元丰五年（公元1082年），活了98岁。张伯端年轻时聪明好学，他在《悟真篇》序中曾自云："仆幼亲善道，涉猎三教经书，以至刑法、书算、医卜、战陈、天文、地理、吉凶生死之术，靡不留心详究。唯金丹一法，阅尽群经及诸家歌诗论契。"张伯端曾中进士，后谪戍岭南。"至熙宁己酉岁，因随龙图陆公入成都，以夙志不回，初诚愈恪，遂感真人，授金丹药物火候之诀"①。

北宋熙宁八年（公元1075年），张伯端写成《悟真篇》。其书以《阴符经》和《道德经》为两大理论依据，承袭传统内丹学说，提出内丹修炼的根本原理就是归根返本，逆炼归元，并描绘了内丹修炼的全过程。《悟真篇》由诗、词、歌曲等体裁写成，在阐发丹经要点的同时，详细介绍了内丹修炼的具体方法，与汉代魏伯阳的《周易参同契》比肩，成为我国气功史上的又一经典著作，是最重要的炼丹理论及实践著作之一。

首先，张伯端在《悟真篇》中肯定了炼丹在养生活动中的重要性。他说："要得谷神长不死，须凭玄牝立根基。真精既返黄金屋，一颗明珠永不离。"并且提

---

① 《悟真篇·序》。

出，炼丹要按照万物化生的法则，反其道而修炼自己的精、气、神。强调内丹修炼要以性命双修为根本要旨，并主张先修命后修性。而对外丹黄白，则视为旁门邪术。

其次，《悟真篇》吸收了老子的哲学思想，利用它来说明内丹的修炼方术，并加以深化和发展。如它提出的内丹修炼目标是：以去疾健身为初效；以延年永寿为中效；以"阳神飞升"为最高境界。并提出了"先以神仙命脉诱其修炼，次以诸佛妙用广其神通，终以真如觉性遣其幻妄，而归于究竟空寂之本源"的主张。正如他在一首《西江月》中所描述的："内药还同外药，内通外亦须通。丹头和合类相同。温养两般作用。内有天然真火，炉中赫赫长红。外炉增减要勤功。妙绝无过真种。"

再次，《悟真篇》从传统的"人身小宇宙，宇宙大人身"的天人合一理论出发，指出内丹修炼应以人的自我肉身为修炼的鼎炉，以精、气为修炼的药物，以神为运用的火候。从而循行一定的经络，并经过一定的步骤，使精、气、神在体内凝聚不散，最后结成内丹。

《悟真篇》提出了"收心敛性、养气守神、无欲无念"的具体修炼过程。并指出：这个过程就是"道生一，一生二，二生三，三生万物"的逆行，即重新由三而二、由二而一、守一而归无，最后归于万物之初的"道"。这也就是后世人们常说的所谓命功（收心敛性、养氛守神）和性功（无欲无念）。可见，这实际上就是一个完整的气功修炼过程，因而在人的修身养性方面，无疑具有一定的科学价值。

3. 陆游的诗与养生

陆游（公元 1125～1210 年），字务观，号放翁，浙江绍兴人，是南宋时期的著名诗人。陆游生活的时代，正是金人入侵中原，南宋政权腐败，祖国山河破碎，民不聊生的黑暗岁月。但是，他始终以诗为武器，坚持反对民族压迫、反对投降主义，立志以抗击金兵、收复中原为终身奋斗目标，表现了一个古代知识分子极端爱国主义的胸怀。他常说："不羡骑鹤上青天，不羡峨冠明主前。但愿少赊死，得见胡平年。"① 即使在临终的时候，他还念念不忘祖国的统一，嘱咐儿孙们："王师北定中原日，家祭无忘告乃翁。"② 陆游为后世留下了九千余首壮丽的诗篇，其中不少与养生有关，使我们能从中领悟到他的养生之道。

首先，陆游认为：养生是能够让人延年益寿的。他曾举了两个实例：一个是他的好友四川青城山的上官道人，通过养生活动，八十岁时还有像婴儿一样的容颜。一个是他自己。陆游四十岁的时候，身体还衰弱多疾，但通过养生活动，到了八十岁的时候，身体却十分健康，牙齿也没有全部落完，头发中还有黑丝。正如他自己吟诵的："禀性本不强，四十已遽衰，药裹不离手，对酒盘无梨。岂料今八十，白间犹黑丝，嘴

---

① 《长歌行》。
② 《示儿》。

嚼虽小艰，幸未如牛饲。"① 当然，陆游也指出：养生活动，当是实实在在的活动，"皆不待异术，惟勤而已"。② 他不相信金丹，也不相信仙药，只相信"顺乎自然"。他说："金丹既茫昧，鸾鹤安可期？惟有庖丁篇，可信端不疑。"③

其次，陆游认为：养生应该讲究有术，"养生无术病侵寻"。④ 陆游的养生术主要为以下几点。一是注意生活起居。他说："衣巾视寒燠，饮食节饱饥。"⑤ 又说："中年弃嗜欲，晚岁节饮食，中坚却外慕，魔盛有定力。"⑥ 认为不羡慕人间的荣华富贵，外魔是不能侵袭机体的。陆游特别反对丰盛的饮食，认为丰盛的饮食会加重肠胃的负担，而不利于养生。他说："吾观日用事，饮食真劲敌。乃知七箸间，其祸害衽席。堂堂七尺躯，勿为口腹役。"⑦ 警告我们养生不要为口腹之累。他特别主张食粥养生，曾说："世人个个学长年，不悟长年在目前。我得宛丘平易法，只将食粥致神仙。"⑧ 认为粗茶淡饭有利养生。二是提倡静养和运动。陆游曾在《夏日》一诗中叙述自己为了养生活动，专门收拾了一间空屋，在里面练习行气功夫，连仆人也

---

① 《养生》。
② 《老学庵笔记》。
③ 《养生》。
④ 《自咏》。
⑤ 《养生》。
⑥ 《暑中北窗昼卧有作》。
⑦ 《书警》。
⑧ 《食粥》。

不让入内。"新辟虚堂痛扫除，萧然终日屏僮奴。此间恐是维摩室，除却藜床一物无。"除木床而外其他什么都没有，唯有他一个人静坐在那儿"默观鼻端白，正气徐自还"，① 进行吐故纳新的行气练习。陆游提倡静养，也提倡运动。他说："故故小劳君会否，户枢流水即吾师。"② 认为静养和运动都应是养生中所提倡的，"不动成黑卧，微劳学鸟伸"，③ 或静卧养生，或体操运动均可。三是强调情绪乐观。他说："人生但要身强健，一笑相从自有时。"④ 又说："一笑失百忧。"⑤ 认为情绪乐观对养生大有益处。他特别提醒老年人不要自寻烦恼，认为"养生有妙理，省事与寡言，于此能力守，众说皆其藩"。⑥ 陆游本人正是通过这些措施赢得了"已迫九龄身愈健，熟食万卷眼犹明"⑦ 的养生效果，并出现了"两目神光穿夜户，一头胎发入晨梳"⑧ 的养生奇迹。

4. 朱熹对养生的研习

朱熹（公元 1130 ~ 1200 年），字元晦，一字仲晦，号晦庵，别称紫阳，江西婺源人。生长于福建，是南宋的哲学家、教育家。朱熹的著作很多，有

---

① 《病后作》。
② 《书意》。
③ 《病中遣怀》。
④ 《别杨秀才》。
⑤ 《春晴出游》。
⑥ 《野兴》。
⑦ 《戏遣老怀》。
⑧ 《养生》。

《周易本义》、《四书集注》、《四书或问》、《诗集传》、《楚辞集注》等。他的语录、文章和一些专著，被后人编辑为《朱子语类》、《晦庵文集》、《朱子遗书》。朱熹对于养生的态度，受其唯心主义的哲学思想所制约。

朱熹认为：世界上由理和气生成天地万物，但理是万物生成的本原，而气则是构成万物的材料。"天地之间，有理有气。理者也，形而上之道也，生物之本也；气也者，形而下之器也，生物之具也"。[1] 他颠倒了理与气之间的关系，把理看成是第一性的，而气则是第二性的。"有理而后有气"。[2] 认为理是先天地就有了，而且永远不灭。他说："未有天地之先，毕竟也是理。有此理便有此天地，若无此理，便亦无天地，无人无物。"又说：即使天地毁灭了，亦无丝毫伤及于"理"的存在，"且如万一山河大地都陷了，毕竟理却是在这里"。由于理是最高的、永恒的，所以养生应该注重养神，注重精神修养，而养形，即人的形体保养则处于次要的地位。故朱熹主张绝欲，提出了"存天理、灭人欲"的口号，从而把养生中的养神与养形割裂了开来。他说："天理人欲，不容并立。"[3] "天理存则人欲亡，人欲胜则天理灭。"[4] 我们说，欲望是人之本性，也是人的生存之需要，朱熹把人的物质欲望看

① 《晦庵文集·答黄道夫书》。
② 《朱子语类》。
③ 《孟子·滕文公·上》注。
④ 《朱子语类》。

成是罪恶，这是禁欲主义的表现。所谓"不为物欲所昏，则浑然天理矣"，是不符合养生之道的。养生主张节欲，而不是绝欲，因此朱熹的绝欲主张已经脱离了养生的正确轨道。

朱熹的养生观既然注重精神修养，那么其养生方法当然要以静养为主，并且特别重视自我修养。他曾说："敬字工夫乃圣门第一义。"朱熹说的"敬"，具有潜心祈祷、敬事上帝的宗教精神状态，所以也就是"静"的意思。朱熹非常强调养生中的静养，认为"持敬须主一"。同时指出，入静后要配合行气，方能获得较好的养生效果。他曾在《调息箴》中谈到自己亲身实践的体会，说："鼻端有白，我其观之；随时随处，容与猗猗。静极而嘘，如春沼鱼；动极而翕，如百虫蛰。氤氲开阖，其妙无穷。"大意是说，我通过观察鼻尖的白点，来集中思想，排除杂念以调息入静。这种随时随地进行的调息入静，确是一件美好的事情：那入静后的嘘气，就像春天的鱼儿在池沼中游动一样；接着进行吐气吸气的气体交换，又像百种蛰虫沉伏在下腹丹田似的。别看这入静之中的一呼一吸，其中的奥妙真是无尽无穷。可以看出，朱熹在自我养生方面已练成了一定的入静功夫，否则他是写不出这种具有深刻内容的养生诗文的。

总之，宋元时期养生发展的新趋势，首先是开始了对前人养生资料的广泛搜集与整理，并汇编成册，从而为后世养生的传承与发展提供了较为系统的历史文献资料。其次，人们注意在综合前人养生经验的基础上，创编新的以套路为形式的导引术势，其中尤以八段锦最负盛名。此外，医学养生的新发展和知识分子对养生的普遍研习等，均为这一时期的养生发展留下了光辉篇章。

# 第七章 明清两代养生的继承、发展与创新

公元 1368 年，朱元璋称帝，定都应天府（今南京），建立明朝。同年，明军攻占大都，灭元。朱元璋建立明朝后，由一个农民起义的领袖而转化成地主阶级的总代表。明初，朱元璋采取一系列改革措施，加强中央集权，抑制土地兼并，严惩贪官污吏，改革军政机构，发展生产，使社会经济得到恢复和提高，人民生活有较大改善，一度出现"国泰民安"的"洪武之治"，并产生了资本主义萌芽。明代中期，地主阶级兼并加剧，阶级矛盾日益尖锐，农民起义不断爆发。到了明朝末年，由李自成领导的农民起义，终于在 1644 年攻占北京城，推翻了明王朝。

明朝末期，东北长白山一带的满族人，在他们的首领努尔哈赤的领导下，建立地方政权，先称金，后称清。1644 年，吴三桂引清军入山海关攻打李自成，占领了北京。从此，由满族建立了我国历史上最后一个封建王朝——清朝。清朝初年，为了缓和阶级矛盾，采取了一系列有利于稳定社会的措施，生产力得到恢

复和发展，一度出现过"康乾盛世"。自嘉庆、道光起，清朝统治逐渐腐败，农民起义连绵不断，阶级矛盾十分尖锐，中国封建社会正走向全面崩溃。然而，此时的西方资本主义正处于上升阶段，当时世界上资本主义最发达的英国，于1840年对中国发动鸦片战争，用武力打开了中国闭关自守的大门。从此，中国进入到一个半殖民地半封建的近代社会。

明清两代的养生活动有了更进一步的发展，突出的标志是在全面继承古代养生的基础上，不断进行发展与创新。他们不再满足于前人提供的传统养生理论和方法，而是不断推陈出新，或形式，或内容，从而在加快养生向社会普及的同时，最终完善了古代养生学说，并在生命科学的养护领域，独树一帜。

## 养生专著大量涌现

古代养生资料，流传到明清之际时，已经是名目众多、刊本不一、流派各异了，其中有精华，也有糟粕。为了更有利于养生活动的推广应用，明清的一些养生家开始了对古代养生资料的系统整理和改造研究工作。又由于造纸术和印刷术的进步，大量经过整理改造的养生专著，得到了印行和传播的可能。如我们现在可以看到的书目，就有这一时期中高濂整理的《遵生八笺》，周履靖整理的《夷门广牍·赤凤髓》，万后贤整理的《贮香小品》，王文禄整理的《胎息铭》，胡文焕整理的《养生保养法》，冷谦整理的《修龄要旨》，柳华阳整理的《金仙证论》，沈金鳌整理的《杂病源流犀烛》，罗洪先整理的《万寿仙书》，颜伟整理的《方仙延年法》，潘伟如整理的《内功图说》等，都是影响较大的养生专著。

在这些经过整理、改造的养生著作中，有的保存了大量宝贵的文字资料，如《遵生八笺》辑录有："陈希夷坐功"、"灵剑子四时导引法"、"五脏导引法"、"婆罗门导引法"、"八段锦导引法"、"太上混元按摩法"、"天竺按摩法"、"治万病坐功诀"等。又如《杂病源流犀烛》中整理有："保生秘要"、"养性书"、"养生书"、"正理论"、"千金方"、"类聚"、"得效"、"真诠"、"膻仙"等。

有的是将古代养生方法综合改编成口诀的形式，向社会传播。如清道光年间的刊本《道藏续编》中，就有小艮氏编纂的一首养生诀，名曰"古法养生十三则"。其歌曰："一曰两手握固，闭目冥心。二曰舌抵上腭，一意调心。三曰神游水府，双擦两肾。四曰心注尾闾，频耸两肩。五曰目视顶门，叩齿搅口。六曰静运两目，频频咽气。七曰澄神摩腹，手攀两足。八曰俯身鸣鼓，数息凝神。九曰摆腰洒腿，两手托天。十曰左右开弓，平心静气。十一无人无我，心如止水。十二遍体常暖，昼夜冲和。十三动静不二，和光同尘"。既朗朗上口，又通俗易懂。

有的则是保存了大量宝贵的养生图片资料，便于人们自学和习练。如《夷门广牍·赤凤髓》中辑有导引图七十二种，诸如"五禽戏图"、"八段锦图"、"行气图"等，并配有功法说明。又如《内功图说》，更是以图片为主、辅之文字说明的形式问世，从而加快了向社会的普及和传播。所有这些，都充分反映了这一时期我国养生著作的丰富多彩和养生内容的琳琅满目。

 **对吐纳行气术的整理**

### 1. 言简意深的《胎息铭》

《胎息铭》是明人王文禄整理的行气方法，文字不太多，但有关行气的要领、形式、注意事项，以及目的要求，都包括在其中了。王文禄曾解释说："假名胎息，实为内丹。"可见这《胎息铭》借用的是胎息的名称，而实质说的是行气中的"内丹术"。它的要领是："三十六咽，一咽为先；吐唯绵绵。"这是说每天应调息咽津共三十六次，其中半夜子时的咽津尤为重要，认为对健身的效果最为显著，故强调"一咽为先"。咽津时还要求能与吐纳行气相配合。做到吐气要轻，轻轻地吐尽浊气；吸气要慢，慢慢地吸足清气。它的练习形式是："坐卧亦尔，行立坦然。"这是说形式不拘要求，或坐，或卧，或走，或立，都可以进行行气的练习。关于注意事项，王文禄说："戒于喧杂，忌以腥膻。"意思是说，行气练习要注意周围环境的安静和饮食的素净，不要太腥腻。《胎息铭》的练习目标也说得非常明确："非只治病，决定延年。"从而更加强调了行气的健身作用。至于《胎息铭》对行气练习的要求则是："久久行之，名列上仙。"这是说要坚持长期的

169

锻炼，才能达到最终的效果。

2.《金仙证论》的行气理论与方法

《金仙证论》为清代柳华阳道人所撰，其内容以道教的内丹术为主，而摒弃了道教的外丹术；吸收了佛教的坐禅功法，而批判了江湖术士的邪说。在这本书的序中，梁靖阳称赞其是一本"最真切、最显著，不待口传面授而始明"的好书，无霞道人则夸奖它是一部"剥尽皮毛，独留骨髓，将古之异名扫除涤净，直说小周天"的专著。

首先，《金仙证论》从理论上指出养生主要在于"神气"二字，认为"夫仙道者，原乎先天之神炁"。只不过"练精者则炁在乎其中"，而"练形者则神在乎其内"。《金仙证论》还从理论上明确提出了行气练习的总要求应是："炼时必明其火，用火必兼其风。存乎其诚，入乎其窍，合乎自然。"所谓火者，神也。所谓风者，息也。"风火之说"讲的是在意念指导下锻炼呼吸行气的方法。《金仙证论》说："若能如此，依时而炼，则药物自然生矣。"这里的"药物"不是说中草药和化学药品，而是指元气。"药即吾身之元气"。

其次，《金仙证论》在方法上强调两点：一是行气练习要注意掌握火候；二是行气练习要注意调息调心。《金仙证论》认为："倘不明其火候之精微，虽有药亦不能成丹。"所谓火候，是指行气练习时的呼吸。它包括情生时的调药之候，药产时的采取之候，归炉时的封固之候，起火时的运行之候，沐浴时的停息之候，火足时的止火之候等。所以《金仙证论》说："不知橐

（tuó）龠（yuè）之消息，不明升降之法度，不识沐浴之候，不晓归根之所，如此空炼，何得成其道也。"《金仙证论》指出，对于火候的掌握，一般初学者应使用"文火"，即呼吸宜柔。以后随着功夫的不断深入，呼吸应有所加强，即将"文火"改为"武火"。另外，在具体的练习中，当"神炁欲交未交时"，用武火；当"神炁既交，阳炁已定时，用文火养之"。而"当文火既足，夜半忽然药产神知"时，宜用武火；一旦"封沐归根"，又当用"文火矣"。

关于调息调心，《金仙证论》认为：行气中的调息，主要是注意呼气，吸气可听其自然，从而使气能"往下以行，以通督脉"。并指出不要闭气，应该"静候动旺，意守中宫"。这也是说调息。然而《金仙证论》又认为：调息，首先要调心。"夫道从炼己起手，次下手调药，既了手，行周天，事非一也"。所谓己，即"我心中之念"。可见，练己就是调心。怎么调心呢？当是"醒醒寂寂，寂寂醒醒。形体者不拘不滞，虚灵者不有不无。不生他疑，了彻一心，直入之无为之化境"，达到静的最高点。《金仙证论》很强调练习中的静，认为："道从静而入，至动而取，若不静则神不灵，而炁亦不真。"又说："造化之根，唯静则可以炼，不静则识性夹杂，终与道相违矣。"因此，要在极静中调心，在调心中加强调息，这就是《金仙证论》阐述的行气的最基本功夫。

3.《陆地仙经》所整理的行气术

《陆地仙经》附刻在《活命慈舟》的卷末，是专讲行气功夫的。由于《陆地仙经》出自医家之手，故所整理和改选的行气术，均与治疗疾病有关，可以说是整理古代气功疗法的一本专著。

（1）紧闭目转睛，左右各七次，忽然大睁急视，自觉眼内热气，见金华恍惚者佳。转睛时口鼻闭气，睁眼时尽力张口，呵出浊气，吸入清气，各七次。可疗眼疾。

（2）每清晨或临睡时，两手搓耳热，两掌急掩住耳，左右回顾扭颈各七次。又尽力低头，如鸟啄食之状，点七次。呵出浊气七口。可去头旋。

（3）两手兜住外肾囊，闭气低头，至气促，张口呵之，如此七次。在盘膝而坐，鼻纳清气。可治发热、头痛之患。

（4）晨起，两手抱肩，闭气鼓腹，澄心，下视脐轮。待气足，缓缓呵之，九次毕。又紧抱其肩，左右扭之各七次，名为搅轳，腹中自然快利。能消除积聚，治疗心疼、泄泻之疾。

（5）两手上托，如举千斤，两脚踏地，如竖石柱。尽力上托，闭气不出，待气足，徐徐呵之。每清晨或食后行之，百病皆除。

从以上几例可以看出，《陆地仙经》为了提高行气疗病的效果，往往还需要配合一些导引动作，以弥补行气的不足。

4.《夷门广牍》辑录的行气功夫

《夷门广牍》为明人周履靖编辑的一套丛书，共107

种，分艺苑、博雅、尊生、食品、禽兽、草木等十三类。其中《赤凤髓》里汇辑有古代的一些行气功法，并配有图例说明。这些行气法也兼顾健身和治病两种功能。

如"负局先生磨镜"势。其主要功能是："治遍身疼痛。"其方法是："以身端坐，直舒两脚，两手握拳，连身向前，运气一十二口。"

又如"吕纯阳行气"势。其主要功能是："治背膊疼痛。"其方法是："立住，左手舒，右手捏膊肚，运气一十二口。右手亦然。"

再如"韩湘子存手势"。其主要功能是："治血气衰败。"其方法是："先以两手擦目，用两手柱定两胁，行功，其气上升，运气二十四口。"

还有"邬通微静坐默持"势。其主要功能是："治久病黄肿。"其方法是："以两手按膝，施功存想，闭息周流，运气四十九口。如此则气通血融，而病自除矣。"其余不再一一列举。

 **三　对健身导引术的改造**

1. 改造"五禽戏"

华佗创编的健身导引术——"五禽戏"，发展到明清时，已经进行了很多的改造。其特点是：结合导引动作，提出了行气的要求，并配有图例的说明。另外，这一时期的五禽戏，还出现了多种版本。如《夷门广牍》中的五禽戏，《万寿仙书》中的五禽戏等，其具体动作也有一定的差异。

## （1）《夷门广牍》中的五禽戏法（见图二）

羡门虎势戏：闭气，低头，拳战如虎发威势。两手如提千觔铁，轻起来，莫放气。平身吞气入腹，使神气之上而复，觉得腹内如雷鸣。或五七次。如此之行，一身气脉调，精神爽，百病除。

庚桑熊势戏：闭气，捻拳如熊身侧起。左右摆脚，安前投，立定。使气两胁旁，骨节皆响，能安腰力，能除腹胀。或三五次止，亦能舒筋骨而安神养血也。

士诚绮鹿势戏：闭气，低头，捻拳如鹿转顾尾闾。平身缩肩，立定。脚尖跳跃，脚跟连天柱，通身皆振动。或二三次可，不时作一次更妙也。

费长房猿势戏：闭气，如猿手抱一枝。一只

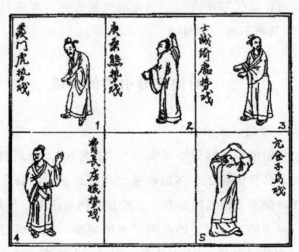

图二

手如捻果，一只脚悬空，握起一只脚跟转身。更
换神气，连吞入腹，觉汗出方已。

亢仓子鸟戏：闭气，如鸟飞欲起，尾闾气朝
顶。双手拱前，头腰仰起，仰舞顶。

(2)《万寿仙书》中的五禽戏法（见图三）

虎形：闭气，低头，捻拳，战如虎发威势。
两手如提千金，轻轻起来莫放气。平身吞气入腹，
使神气上而复下，觉腹内如雷鸣。或七次。如此
运动，一身气脉调和，百病不生。

熊形：如熊身侧起，左右摆脚，前后立定，
使气两胁旁，骨节皆响。亦能动腰力，除肿。或

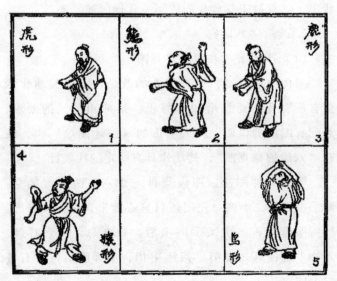

图三

三五次止。能舒筋骨而安神，此乃养血之术也。

鹿形：闭气，低头，捻拳，如鹿转头顾尾。平身缩肩立，脚尖跳跃，跟连天柱，通身皆动。或三次，每日一次也可，如下床作一次更妙。

猿形：闭气，如猿爬树，一只手捻果，一只脚抬起，一脚跟转身，更运神气，吞入腹内，觉有汗出方可罢。

乌形：闭气，如鸟飞头起，吸尾闾气朝顶，虚双手躬前，头腰仰起，迎神破顶。

将《夷门广牍》和《万寿仙书》中的五禽戏进行一下比较，可以看出其动作要领基本一致，反映了明清时期经过改造后的五禽戏，其内容处于相对稳定的状态，这有利于五禽戏能较规范化地向前发展。

2. 改造"八段锦"

（1）产生了"八段锦修真图"

宋代的八段锦，经过明人的改造，不仅其动作术势有所变化，而且增加了静思、集神和行气的要求，并配有图例的说明。明人王圻的《三才图绘》中，载有"八段锦修真图"，其动作具有一定的代表性。

叩齿集神图法。叩齿集神三十六，两手抱昆仑，双手击天鼓二十四。先闭须目冥心盘坐，握固、静思。然后叩齿集神。次叉手向项后，数九息，勿念耳闻。乃移手各掩耳，以第二指压中指，击弹脑后，左右各二十四次。

摇天柱图法。左右摇天各二十四。先须握固，乃摇头左右顾，肩膊随动二十四。

舌搅漱咽图法。左右舌搅上腭三十六，漱三十六，分作三口，如硬物咽之，然后方得行火。以舌搅口齿并左右颊，待津液生方漱之，至满口方咽之。

摩肾堂图法。两手摩肾堂三十六，以数多更妙。闭气搓手，令热后摩肾堂，如数毕。仍收手握固，再闭气，想用心火下烧丹田，觉热极即止。

单关辘轳图法。左右单关辘轳三十六。须俯首，摆撼左肩三十六次，右肩亦三十六次。

双关辘轳图法。双关辘轳三十六。两肩并摆撼至三十六数，想火自丹田透双关入脑户，鼻引清气后，伸两脚。

托天按顶图法。双手相搓，当呵五呵后，叉手托天，按顶各九次。叉手向上，托空三次或九次。

钩攀图法。以两手如钩，向前攀双脚心十二，再收足端坐。以两手向前攀脚心十二次，乃收足端坐，候口津液生，在漱再吞，一如前数。摆肩并身二十四，及再转辘轳二十四次。想丹田火，自下而上遍烧身体，想时口鼻皆须闭气少顷。

（2）产生了"十二段锦"

"十二段锦"是从八段锦中衍化出来的一套新的导引术势，所以也称"八段锦导引法"。关于十二段锦动作早在明初已基本定型，后来在清人潘伟如的《内功图说》中，更对其基本动作进行了具体说明。

动作一，闭目冥心坐，握固静思神：盘腿而坐，紧闭双目，冥忘心中杂念。凡坐要竖起脊梁，腰不可软弱，身不可倚靠。握固者，握手牢固，可以闭关却邪也。静思者，静息思虑而存神也。

动作二，叩齿三十六，两手抱昆仑：上下牙齿相叩作响，宜三十六声。叩齿以集身内之神，使不散也。昆仑即头。以两手十指相叉，抱住后颈，即用两手掌紧掩耳门，暗记鼻息九次，微微呼吸，不宜有声。

动作三，左右鸣天鼓，二十四度闻：记算鼻息出入各九次毕，即放所叉之手，移两手掌按耳，以第二指叠在中指上，作力放下第二指，重弹脑后，要如击鼓之声。左右各二十四度，两手同弹共四十八声。仍放手握固。

动作四，微摆撼天柱：天柱即后颈。低头扭颈，向左右侧视，肩亦随之左右招摆，各二十四次。

动作五，赤龙搅水津，鼓漱三十六，神水满口匀，一口分三咽，龙行虎自奔：赤龙即舌。以舌顶上腭，又搅满口内上下两旁，使水津自生，鼓漱于口中三十六次。神水即津液，分作三次，要汩汩有声吞下。心暗想，目暗看，所吞津液直接送至脐下丹田。龙即津，虎即气。津下去，气自随之。

动作六，闭气搓手热，背摩后精门：以鼻吸气闭之，用两手相搓擦极热，急分两手摩后腰上两边，一面徐徐放气从鼻出。精门即后腰两边软处，以两手摩二十六遍。仍放手握固。

动作七，尽此一口气，想火烧脐轮：闭口鼻之气，以心暗想，运心头之火，下烧丹田，觉似有热，仍放气从鼻出。脐轮即脐丹田。

动作八，左右辘轳转：曲弯两手，先以左手连肩圆转三十六次，如绞车一般。右手亦如之。此单转辘轳法。

动作九，两脚放舒伸，叉手双虚托：放所盘两脚，平伸向前，两手指相叉，反掌向上，先安所叉之手于头顶，作力上托。要如重石在手托上，腰身俱着力上耸。手托上一次，又放下，安手头顶。又托上。共九次。

动作十，低头攀足频：以两手向所伸两脚底作力扳之，头低如礼拜状，十二次。仍收足盘坐，收手握固。

动作十一，以候神水至，再漱再吞津，如此三度毕，神水九次吞，咽下汩汩响，百脉自调匀：再用舌搅口内，以候神水满口，再鼓漱三十六，连前一度。此再两度，共三度毕。前一度作三次吞，此两度作六次吞，共九次吞。如前，咽下要汩汩响声。咽津三度，百脉自周遍调匀。

动作十二，河车搬运毕，想发为烧身，旧名八段锦，子后午前行，勤行无间断，万疾化为尘：心想脐下丹田中，似有热气如火，闭气如忍大便状，将热气运至谷道，即大便处，升上腰间、背脊，后颈、脑后、头顶止。又闭气从额上、两太阳、耳根前、两面颊，降至喉、下心窝、肚脐，下丹田止。想是发火烧，通身皆热。

宋代的八段锦有文、武之分，而明代的八段锦则有南派、北派之分，南派有立式、坐式等，北派则多为骑马式。南派动作简易，北派动作则较为繁难。从八段锦的派别之分，可以想见它在社会上的流传之广。

3. 革新导引术的编排

清人曹庭栋，专意养生之道，曾博览养生古籍数百种之多，又坚持亲身实践，活到90多岁高龄。他在75岁时，即乾隆三十八年，编写了一本养生专著《老老恒言》，又名《养生随笔》。书中以老年人为研究对象，设计了养生的各个方面。什么饮食、散步、导引、安寝等，可谓包罗万象。他在《饮食》篇里曾引用华佗的"食论"说："食物有三化：一火化，烂煮也；一口化，细嚼也；一腹化，入胃自化也。老年惟借火化。"强调老年人由于生理功能的衰退，饮食时更要借助于火化（煮熟），来加强腹化的过程，并要求老年人养成饭后散步的习惯。他说："饭后食物停胃，必缓行数百步，散其气以输于食，则磨胃而易消化。"曹庭栋对散步养生的评价很高，认为"坐久则络脉滞"，因此，"居常无所事，即于室内，时时缓步盘旋数十匝，使筋骸活动，络脉乃得流通"。他说："习之既久，步可渐千百，兼增足力。"又说："步主筋，步则筋舒而四肢健。懒步则筋挛，筋挛日益加懒，偶展数步便苦气乏，难免久坐伤肉之弊。"至于散步的形式，他认为："散步者，散而不拘之。谓且行且立，且立且行，须得一种闲暇自如之态。"指出形式可因人因时而异，但一定要在放松的条件下进行。

《老老恒言》还对导引术的编排进行了革新。曹庭栋认为：以前的导引术多为"卧功、坐功、立功"分别实行，如"华山十二睡功图"、"陈希夷坐功图"

等，这难免要有缺陷。所以他编排的一套导引术，包括了"卧功、坐功、立功"三种姿态，以便其效用相互弥补。这是古代导引术编排上的一个重大突破，有着积极的意义。曹庭栋编排的这套导引术，共十二势。其中卧式五势，立式五势，坐式十势。具体动作如下：

（1）仰卧。伸两足，竖足趾。伸两臂，伸十指。俱着力向下，左右连身牵动数遍。

（2）仰卧。伸左足，以右足屈向前，两手用力攀至左，及胁。攀左足同。轮流行。

（3）仰卧。竖两膝，膝头相并，两足向外，以左右手各攀左右足，着力向外数遍。

（4）仰卧。伸左足，竖右膝，两手兜住右足底，用力向上，膝头至胸。兜左足同。轮流行。

（5）仰卧。伸两足，两手握大拇指，首着枕，两肘着席，微举腰摇动数遍。

（6）正立。两手叉向后，举左足空掉数遍。掉右足同。轮流行。

（7）正立。仰面昂胸，伸直两臂，向前，开掌相并。抬起，如抬重物，高及首。数遍。

（8）正立。横伸两臂，左右托开，手握大拇指，宛转顺逆摇动。不计遍。

（9）正立。两臂垂向前，近腹，手握大拇指，如提百钧重物，左右肩俱耸动。数遍。

（10）正立。开掌，一臂挺直向上，如托重物。一臂挺直向下，如压重物。左右手轮流行。

（11）跌坐。擦热两掌，作洗面状。眼眶鼻梁耳根，各处周到，面觉微热为度。

（12）跌坐。伸腰，两手置膝，以目随头左右瞻顾，如摇头状。数十遍。

（13）跌坐。伸腰，两臂用力，作挽硬弓势，左右臂轮流互行之。

（14）跌坐。伸腰，两手仰掌，挺肘用力，齐向上，如托百钧重物。数遍。

（15）跌坐。伸腰，两手握大拇指作拳，向前用力，作槌物状。数遍。

（16）跌坐。两手握大拇指向后托实坐处，微举臂，以腰摆摇数遍。

（17）跌坐。伸腰，两手置膝，以腰前扭后扭，复左侧右侧，全身着力，互行之。不计遍。

（18）跌坐。伸腰，两手开掌，十指相叉，两肘拱起，掌按胸前。反掌推出，正掌挽来，数遍。

（19）跌坐。两手握大拇指作拳，反后槌背及腰。又向前左右交槌臂及腿。取快而止。

（20）跌坐。两手按膝，左右肩前后交纽，如转辘轳，令骨节俱响，背觉微热为度。[①]

这套导引术的特点是：动作简便，卧、坐、立齐全，尤适合于老年人保健。正如曹氏在《老老恒言》

———————————

① 《老老恒言》卷2，导引。

中所云："兹择老年易行者附于左，分卧功立功坐功三项，至于叩齿咽津，任意为之可也。"

## 四 对医疗导引术的整合

明清之际，除了继承和整理"陈希夷坐功"一类的医疗导引术外，还对其他一些医疗导引术进行归纳和整合。并根据"一病一术"的原则，创编了专门用于治疗某种疾病的导引术势。

1. 《遵生八笺》整合的医疗导引术

（1）肝脏导引法。治肝以两手相重，按肩上，徐徐缓缑身，左右各三遍。又可正坐，两手相叉，翻覆向胸三五遍。此能去肝家积聚风邪毒气，不令病作。

（2）胆腑导引法。可正坐，合两脚掌，昂头，以两手挽脚腕起，摇动，为之三五度。亦可大坐，以两手拓地，举身努腰脊，三五度。能去胆家风毒邪热。

（3）心脏导引法。可正坐，两手作拳，用力左右互筑，各五六度。又以一手向上拓空，如擎石米之重，左右更手行之。又以两手交叉，以脚踏手中，各五六度。闭气为之，去心胸风邪诸疾。行之良久，闭目三咽津，叩齿通而止。

（4）脾脏导引法。可大伸一脚，以两手向前反掣，三五度。又跪坐，以两手据地，回视用力，作虎视，各三五度。能去脾家积聚风邪毒炁，又能消食。

（5）肺脏导引法。可正坐，以两手据地，缩身曲脊，向上三举。去肺家风邪积劳。又当反拳槌背上，左右各三度。去胸臆闭烝风毒。为之良久，闭目叩齿而起。

（6）肾脏导引法。可正坐，以两手耸托右胁，三五度。又将手返著膝，挽肘，左右同。纵身三五度。以足前后蹬，左右各数十度。能去腰肾风邪积聚。

2. 《贮香小品》整合的医疗导引术

（1）治心病导引术："正坐，两手作拳，用力左右互相筑，各六度。正坐，一手按腕上，一手拓空如重石。又以两手相叉，脚踏手中，各六度。闭气为之，良久，闭目三咽津、三叩齿"。

（2）治肝病导引术："正坐，两手相重按髀下，徐缓身左右，各三五度。正坐，两手相拽，又翻覆向胸，五六度"。

（3）治肾病导引术："正坐，两手从耳左右引肋，三五度。又手着胸，抛射左右，各数次。缓身三五度。足前后逾，左右各数十度。卧时，坐床垂足，解衣闭气，舌抵上腭，目视顶，提缩谷道。手摩肾俞穴，各一百二十次。叩齿"。

（4）治肺病导引术："正坐，两手据地，缩身曲脊，向上五举。反拳捶脊，左右各五。闭气为之，良久，闭目叩齿、咽津"。

（5）治脾病导引术："大坐，伸一足屈一足，二手放后反掣，各三五度。跪坐，两手据地，力回顾虎视，三五度"。

（6）治胆病导引术："平坐，合两脚掌，仰头，两手挽脚腕起，摇动为之，三五度。大坐，两手抓地，举身努腰，三五度"。

3. 《修龄要旨》整合的医疗导引术

（1）平坐，以一手握脚指，以一手擦足心赤肉，不计数目，以热为度。即将脚指略略转动，左右两足心更手握擦，倦则少歇。或令人擦之，终不若自擦为佳。此名涌泉穴，能除湿气，固真元。

（2）卧临时，坐于床，垂足解衣闭息，舌拄上腭，目视顶门，提缩谷道，两手摩擦两肾腧，各一百二十，多多益善。极能生精固阳，治腰痛。

（3）两肩后小穴中，为上元六合之府。常以两手捏雷诀，以大指骨曲按三九遍。又搓手熨摩两目、颈上及耳根，逆乘发际，各三九。能令耳目聪明，夜观细书。

（4）并足壁立，向暗处，以左手从项后紧攀右眼，连头用力，反顾亮处九遍。右手亦从项后紧攀左眼，扭顾照前。能治双目赤涩火痛。单病则单行。

（5）静坐闭息，纳气猛送下，鼓动胸腹。两手作挽弓状，左右数四。气极满，缓缓呵出五七，通快即止。治四肢烦闷，背急停滞。

（6）覆卧去枕，壁立两足，以鼻纳气四，复以鼻出之四。若气出之极，令微气再入鼻中，勿令鼻知。除身中热及背痛之疾。

（7）端坐伸腰，举左手仰掌，以右手承右胁，以鼻纳气，自极七息。能除淤血结气。端坐伸腰，举右手仰掌，以左手承左胁，以鼻纳气，自极七息。能除胃寒食不消。

（8）凡经危险之路、庙殿之间，心有疑忌，以舌柱上腭，咽津一二遍。左手第二第三指，按捏两鼻孔中间所隔之际。能遏百邪。仍叩齿七遍。

4. 《杂病源流犀烛》整合的医疗导引术

清人沈金鳌在《杂病源流犀烛》中明确指出，他所综合的导引术，也是以治疗各种疾病为宗旨的。沈氏认为："导引、运动，本养生家修炼要诀。但欲长生，必先却病。"所以他说："其所导、所运，皆属却病之法。"他在感冒源流中介绍的治疗伤风的导引术是，"先擦手心，极热，按摩风府百余次，后定心以两手交叉，紧抱风府，向前拜揖百余，俟汗自出，勿见风，定息气海。静坐一香，饭食迟进，则效矣"。

沈金鳌还认为，医疗导引术与健身导引术应有所区别。他说："却病坐功，不比修真磨炼，每按时坐香后，欲睡即睡，睡则病者精神完足。"从而划清了健身与医疗两类导引动作的练习界限。至于练习的要求，沈氏认为，两类导引术又都有相联系的地方。比如都需要坚持不懈，持之以恒。"却病功夫，须立课程，逐日检查，勿失其时，日日如是，提醒缜密，自不间断而效"。

以上由高濂《遵生八笺》、万后贤《贮香小品》、冷谦《修龄要旨》和沈金鳌《杂病源流犀烛》所整合的各类医疗导引术势，虽然有些治疗效果还有待于进一步的实践检验，但是他们在医疗导引方面所实行的"一病一术"的创编原则，却是值得我们加以重视和研究的。

**五　创编易筋经和太极拳**

1. "易筋经"的创编

"易筋经"始见于明天启四年的一种手抄本，清道光三年后有了刻印本。清人来章氏辑本和潘霨的《内功图说》中，均载有"易筋经"图文。所谓"易"，是改变的意思；"筋"，是筋骨肌肉；"经"，是方法。"易筋经"，就是改变筋骨肌肉的方法。也就是锻炼身体的方法。共有十二势（见图四）：

（1）韦驮献杵第一势：立身期正直，环拱手当胸，气定神皆敛，心澄貌亦恭。

（2）韦驮献杵第二势：掌托天门目上视，足尖着地立身端，力周骽胁浑如植，咬紧牙关不放宽，舌可生津将腭抵，鼻能调息觉心安，两拳缓缓收回处，用力还将挟重看。

（3）韦驮献杵第三势：足指挂地，两手平开，心平气静，目瞪口呆。

（4）摘星换斗势：只手擎天掌覆头，更从掌内注双眸，鼻端吸气频调息，用力收回左右伴。

（5）出爪亮翅势：挺身兼怒目，推手向当前，用力收回处，功须七次全。

（6）倒拽九牛尾势：两骽后伸前屈，小腹运气空松，用力在于两膀，观拳须注双瞳。

（7）九鬼拔马刀势：侧首弯肱，抱顶及颈，

187

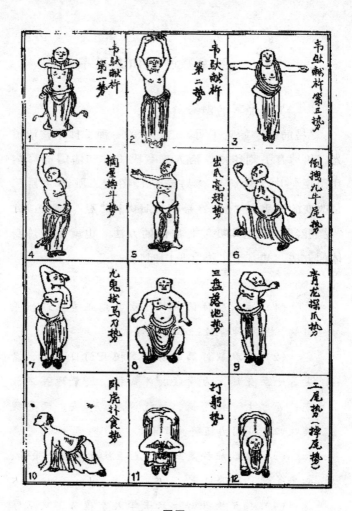

图四

自头收回，弗嫌力猛，左右相轮，身直气静。

（8）三盘落地势：上腭坚撑舌，张眸意注牙，足开蹲似踞，手按猛如掌，两掌翻齐起，千斤重有加，瞪睛兼闭口，起立足无斜。

（9）青龙探爪势：青龙探爪，左从右出，修士效之，掌平气实，力周肩背，围收过膝，两目注平，息调心谧。

（10）卧虎扑食势：两足分蹲身似倾，屈伸左右骸相更，昂头胸作探前势，偃背腰还似砥平，鼻息调无均出入，指尖着地赖支撑，降龙伏虎神仙事，学得真形也卫生。

（11）打躬势：两手齐持脑，垂腰至膝间，头惟探胯下，口更齿牙关，掩耳聪教塞，调元气自闲，舌尖还抵腭，力在肘双弯。

（12）掉尾势：膝直膀伸，推手自地，瞪目昂头，凝神一志，起而顿足，二十一次，左右伸肱，以七为志，更作坐功，盘膝垂眦，口注于心，息调于鼻，定静乃起，厥功维备。

易筋经，与现代的徒手体操动作非常相似，主要注重肢体运动，是一套很好的健身体操，在明清之际曾广泛流传。当然还得指出，清代后期人潘伟如和王祖源，分别在他们的《卫生要术》和《内功图说》中，将易筋经附会为南北朝时的天竺僧人达摩所传，其说毫无根据，反而给后世学术造成了混乱。

2."太极拳"的创编

举世闻名的"太极拳"，是由河南温县陈家沟的陈卜于明洪武年间创编的。据陈鑫在《太极拳谱图说》中云："明洪武七年，始祖讳卜，耕读之余，而以阴阳开合、运转周身者，教子孙以消化饮食之法。理根太

189

极，故名曰太极拳。"关于太极拳的产生，也有些史料说为其他人所创编。如《清史稿·王来咸传》云："清中叶，河北有太极拳，云其法出于山西王宗岳。"王宗岳是清初的人，乾隆年间还在世。诚然，不管太极拳是谁创编的，看来太极拳形成于明清之际，这个创编的时间问题是没有多少异议的。

所谓太极拳，它实际是糅合拳术、导引术与行气为一体的一种医疗保健体操。随着时间的推移，太极拳发展到清朝末期，已形成了陈氏（陈王廷）、杨氏（杨澄甫）、吴氏（吴鉴全）、武氏（武禹襄）、孙氏（孙录堂）等多种流派。这些流派中，在手法（掤、捋、挤、按、采、挒、肘、靠等）、步法（前进、后退、左顾、右盼、中空等），以及套路和推手等方面基本一致，但在架势和劲力上，各派有不同的特点。如陈氏太极，有新架、老架之分；新架又有大架、小架之别。杨氏太极，以大架势为主，舒展大方，轻灵沉着。武氏、孙氏太极，以小架为主，小巧紧凑，身法较低。吴氏太极则熔大架小架为一炉，自成一家。

然而，无论是哪一派的太极拳，其特点都是动作柔和，缓慢，贯串圆活。练习时均要求思想集中，精神专一，呼吸和动作配合，做到深、长、匀、静。因而太极拳对促进中枢神经系统的活动，改善内脏器官的机能，均有良好的作用。所以，自它创编之日起，就一直流传不衰，深受我国人民，以及世界各国人民的欢迎。

**颜元的养生理论**

颜元（公元 1635～1704 年），字易直，又字浑然，号斋，河北博野人。他一生从事教书，行医，晚年曾经主持过漳南书院。颜元和他的学生李塨都大力抨击宋明的唯心主义理学，注重躬行践履的"实事"、"实学"，故后人称他们为"颜李学派"。颜元的主要著作有《四存编》、《四书正误》、《朱子语类评》、《习斋记馀》，以及他的学生纂辑的《习斋先生言行录》等。其中包含着他的一些养生理论。

首先，颜元在《存性编》中就"理"与"气"的关系问题，提出了天下没有"无理之气"，也没有"无气之理"的理气一元论思想，批判了朱熹等人的"理在事先"、"理在气先"的唯心主义先验论，肯定了物质性的气是根本的、第一性的。而"理"乃是气的"理"，"理"存在于气之中，是依附于气的。这就为养生必须注重养气，必须注重形体的保养奠定了理论基础，而彻底否定了唯心主义理学的精神修养。基于这一认识，颜元非常强调人的形体强健的重要性。他说："耳聪目明，肢体健利，吾身之用也。"[1] 所以他很早就潜心研究养生之道。据考证，他八岁拜吴洞云先生为师，十岁时已开始学习神仙导引之法。

其次，颜元对理学所提倡的"存天理，灭人欲"

———————————

[1] 《习斋先生言行录》。

的绝欲主义养生态度，进行了严肃的批判。他认为：唯心主义理学家总是把人欲看做是恢复天理的障碍，看做是养生中的罪恶，这是非常错误的。他在《存性编》中提出了与理学根本相反的观点，说："不惟气质非吾性之累害，而且舍气质无以存养心性。"认为气质是"天地予人至尊、至贵、至有用之气质"，"离开气质，则性反为两间无作用之虚理矣"。所以颜元竭力反对理学的静坐，并指出了静坐的危害。他说："静坐书斋，人无一不脆弱。"① 又说："终日坐书房中，萎惰人精神，使筋骨皆疲软，以至天下无不弱之书生，无不病之书生。生民之祸，未有甚于此者也。"② 他还在《存学编》中介绍了自己也曾身受理学之害，吃尽了静坐的苦头。"吾尝目击而身尝之，知其为害之钜也"。因此他批评"朱子教人半日静坐，半日读书，无异于半日和尚，半日当汉儒"的做法。③ 并指出理学的静坐与佛教的坐禅没有两样，都是镜花水月一样的虚幻，其结果是"空静之理，愈谈愈惑；空静之功，愈妙愈妄"。④

最后，颜元提出了"动以养生"的主张。他认为："人心动物也，习事则有所寄，而不忘动，故吾儒时习力行，皆所以治心。"⑤ 他从自己的亲身实践中认识到

----

① 《朱子语类评》。
② 《习斋先生言行录》。
③ 《朱子语类评》。
④ 《存学编》。
⑤ 《习斋先生言行录》。

了"制舞而民不肿"的道理。所以他提出了"动以养生"的主张。他说："宋元来儒者皆习静，今日正可言动。"认为"养生莫善于习动，夙兴夜寐，振起精神，寻事去作，行之有常，并不困疲，日益精壮"。常动则"筋骨竦，气脉舒"①。他特别强调指出："一身动则一身强，一家动则一家强，一国动则一国强，天下动则天下强。"② 从而把"动以养生"的理论发展到了一个完全崭新的高度。

总之，明清两代的学者，在继承传统的同时，以"怪诞不经，悉删而不存"；"御灾防患之术，增入而不置"（《遵生八笺》）的认真负责态度，作为整理和传播养生知识的基本标准，并注意对传统养生的改造与创新，从而使中国养生有可能在更加系统和科学的道路上向前发展，并最终完善了古代养生学说。

---

① 《朱子语类评》。
② 《习斋先生言行录》。

# 参考书目

1. 周振甫：《诗经译注》，中华书局，2010。

2. 杨伯峻：《论语译注》，中华书局，1980。

3. 王先谦：《荀子集解》，中华书局，1988。

4. 朱谦之：《老子校释》，中华书局，1984。

5. 曹础基：《庄子浅注》，中华书局，1982。

6. 杨伯峻：《列子集释》，中华书局，1979。

7. 《吕氏春秋》，上海古籍出版社，1989。

8. 刘文典：《淮南鸿烈集解》，中华书局，1989。

9. 黄晖：《论衡校释》，中华书局，1990。

10. 王明：《太平经合校》，中华书局，1960。

11. 王明：《抱朴子内篇校释》，中华书局，1985。

12. 刘勰：《文心雕龙》，中华书局，2000。

13. 颜之推：《颜氏家训》，中华书局，2008。

14. 黎靖德：《朱子语类》，中华书局，1986。

15. 《黄帝内经》，陕西旅游出版社，2004。

16. 嵇康：《养生论》，上海古籍出版社，1990。

17. 陶弘景：《养性延命录》，上海古籍出版社，1990。

18. 巢元方：《诸病源候论》，华夏出版社，2008。

19. 孙思邈：《备急千金要方》，山西科技出版社，2010。

20. 司马承祯：《天隐子》，上海古籍出版社，1990。

21. 赵佶：《圣济总录》，人民卫生出版社，2004。

22. 《苏沈良方》，上海古籍出版社，1990。

23. 冷谦：《修龄要旨》，上海古籍出版社，1990。

24. 曹庭栋：《老老恒言》，上海古籍出版社，1990。

25. 郭沫若：《中国史稿》，人民出版社，1962。

26. 郭沫若：《奴隶制时代》，中国人民大学出版社，2005。

27. 侯外庐：《中国思想通史》，人民出版社，1957。

28. 王仲荦：《魏晋南北朝史》，上海人民出版社，1980。

# 后　记

　　2011 年元旦后的寒假，当我再次来到美国费城的时候，旅游似乎已经对我没有太大的诱惑力了，因此便能静下心来，撰写社会科学文献出版社给我的这部约稿——《养生史话》。近年来，由于一直忙于其他的课题研究，关于养生的话题已经好长时间没有涉及了，但当我重新接触手头资料的时候，不禁又为那众多的原始养生材料所深深地触动。是啊，中国古人原来对于人的生命是那样地关注，那样地重视，并且孜孜不倦地求索一生。由此才可能为我们留下这笔永不枯竭的社会财富。而那种特别强调防患于未然，重在养护的先知先觉，对于我们这些研究体育学理论的后人来说，不应该更是有所启迪吗？

　　确实，在历史的回音壁上，我的耳边总是经常响起唐代医学家孙思邈那段名言：上医，治未病之病；中医，治欲病之病；下医，治已病之病。那么，作为承担"治未病之病"任务的现代体育学，在人类健康工程的建设上到底应该关注什么？应该起到为人类健康服务而不可替代的作用？在现代人类社会发展中，它又应该是怎样的一种角色定位？诸如此类，难道不是有太多的问题需要我们去认真思考、探索和厘清吗？

是的，养生是什么？养生是保健长寿。那么体育呢？体育又是什么？但愿这本小册子带给人们的不仅是广阔的养生历史画面，不仅是对中国古代养生文化的一定程度的认同，更希望它能引发我们对今天体育的全面解读和对体育问题的研究。

感谢社会科学文献出版社对这一选题感兴趣并列入中国史话社会风俗系列，感谢责任编辑宋淑洁女士在本书写作过程中给予的热情关心和具体帮助！

罗时铭

2011 年 2 月 18 日脱稿于美国费城

2011 年 11 月 1 日定稿于中国苏州

# 《中国史话》总目录

| 系列名 | 序号 | 书　名 | 作　者 |
|---|---|---|---|
| 物质文明系列（10种） | 1 | 农业科技史话 | 李根蟠 |
| | 2 | 水利史话 | 郭松义 |
| | 3 | 蚕桑丝绸史话 | 刘克祥 |
| | 4 | 棉麻纺织史话 | 刘克祥 |
| | 5 | 火器史话 | 王育成 |
| | 6 | 造纸史话 | 张大伟　曹江红 |
| | 7 | 印刷史话 | 罗仲辉 |
| | 8 | 矿冶史话 | 唐际根 |
| | 9 | 医学史话 | 朱建平　黄　健 |
| | 10 | 计量史话 | 关增建 |
| 物化历史系列（28种） | 11 | 长江史话 | 卫家雄　华林甫 |
| | 12 | 黄河史话 | 辛德勇 |
| | 13 | 运河史话 | 付崇兰 |
| | 14 | 长城史话 | 叶小燕 |
| | 15 | 城市史话 | 付崇兰 |
| | 16 | 七大古都史话 | 李遇春　陈良伟 |
| | 17 | 民居建筑史话 | 白云翔 |
| | 18 | 宫殿建筑史话 | 杨鸿勋 |
| | 19 | 故宫史话 | 姜舜源 |
| | 20 | 园林史话 | 杨鸿勋 |
| | 21 | 圆明园史话 | 吴伯娅 |
| | 22 | 石窟寺史话 | 常　青 |
| | 23 | 古塔史话 | 刘祚臣 |
| | 24 | 寺观史话 | 陈可畏 |

| 系列名 | 序号 | 书　名 | 作　者 | |
|---|---|---|---|---|
| 物化历史系列（28种） | 25 | 陵寝史话 | 刘庆柱 | 李毓芳 |
| | 26 | 敦煌史话 | 杨宝玉 | |
| | 27 | 孔庙史话 | 曲英杰 | |
| | 28 | 甲骨文史话 | 张利军 | |
| | 29 | 金文史话 | 杜　勇 | 周宝宏 |
| | 30 | 石器史话 | 李宗山 | |
| | 31 | 石刻史话 | 赵　超 | |
| | 32 | 古玉史话 | 卢兆荫 | |
| | 33 | 青铜器史话 | 曹淑芹 | 殷玮璋 |
| | 34 | 简牍史话 | 王子今 | 赵宠亮 |
| | 35 | 陶瓷史话 | 谢端琚 | 马文宽 |
| | 36 | 玻璃器史话 | 安家瑶 | |
| | 37 | 家具史话 | 李宗山 | |
| | 38 | 文房四宝史话 | 李雪梅 | 安久亮 |
| 制度、名物与史事沿革系列（20种） | 39 | 中国早期国家史话 | 王　和 | |
| | 40 | 中华民族史话 | 陈琳国 | 陈　群 |
| | 41 | 官制史话 | 谢保成 | |
| | 42 | 宰相史话 | 刘晖春 | |
| | 43 | 监察史话 | 王　正 | |
| | 44 | 科举史话 | 李尚英 | |
| | 45 | 状元史话 | 宋元强 | |
| | 46 | 学校史话 | 樊克政 | |
| | 47 | 书院史话 | 樊克政 | |
| | 48 | 赋役制度史话 | 徐东升 | |

| 系列名 | 序号 | 书　名 | 作　者 |
|---|---|---|---|
| 制度、名物与史事沿革系列（20种） | 49 | 军制史话 | 刘昭祥　王晓卫 |
| | 50 | 兵器史话 | 杨　毅　杨　泓 |
| | 51 | 名战史话 | 黄朴民 |
| | 52 | 屯田史话 | 张印栋 |
| | 53 | 商业史话 | 吴　慧 |
| | 54 | 货币史话 | 刘精诚　李祖德 |
| | 55 | 宫廷政治史话 | 任士英 |
| | 56 | 变法史话 | 王子今 |
| | 57 | 和亲史话 | 宋　超 |
| | 58 | 海疆开发史话 | 安　京 |
| 交通与交流系列（13种） | 59 | 丝绸之路史话 | 孟凡人 |
| | 60 | 海上丝路史话 | 杜　瑜 |
| | 61 | 漕运史话 | 江太新　苏金玉 |
| | 62 | 驿道史话 | 王子今 |
| | 63 | 旅行史话 | 黄石林 |
| | 64 | 航海史话 | 王　杰　李宝民　王　莉 |
| | 65 | 交通工具史话 | 郑若葵 |
| | 66 | 中西交流史话 | 张国刚 |
| | 67 | 满汉文化交流史话 | 定宜庄 |
| | 68 | 汉藏文化交流史话 | 刘　忠 |
| | 69 | 蒙藏文化交流史话 | 丁守璞　杨恩洪 |
| | 70 | 中日文化交流史话 | 冯佐哲 |
| | 71 | 中国阿拉伯文化交流史话 | 宋　岘 |

| 系列名 | 序 号 | 书 名 | 作 者 |
|---|---|---|---|
| 思想学术系列（21种） | 72 | 文明起源史话 | 杜金鹏　焦天龙 |
| | 73 | 汉字史话 | 郭小武 |
| | 74 | 天文学史话 | 冯　时 |
| | 75 | 地理学史话 | 杜　瑜 |
| | 76 | 儒家史话 | 孙开泰 |
| | 77 | 法家史话 | 孙开泰 |
| | 78 | 兵家史话 | 王晓卫 |
| | 79 | 玄学史话 | 张齐明 |
| | 80 | 道教史话 | 王　卡 |
| | 81 | 佛教史话 | 魏道儒 |
| | 82 | 中国基督教史话 | 王美秀 |
| | 83 | 民间信仰史话 | 侯　杰 |
| | 84 | 训诂学史话 | 周信炎 |
| | 85 | 帛书史话 | 陈松长 |
| | 86 | 四书五经史话 | 黄鸿春 |
| | 87 | 史学史话 | 谢保成 |
| | 88 | 哲学史话 | 谷　方 |
| | 89 | 方志史话 | 卫家雄 |
| | 90 | 考古学史话 | 朱乃诚 |
| | 91 | 物理学史话 | 王　冰 |
| | 92 | 地图史话 | 朱玲玲 |

| 系列名 | 序号 | 书名 | 作者 | |
|---|---|---|---|---|
| 文学艺术系列（8种） | 93 | 书法史话 | 朱守道 | |
| | 94 | 绘画史话 | 李福顺 | |
| | 95 | 诗歌史话 | 陶文鹏 | |
| | 96 | 散文史话 | 郑永晓 | |
| | 97 | 音韵史话 | 张惠英 | |
| | 98 | 戏曲史话 | 王卫民 | |
| | 99 | 小说史话 | 周中明 | 吴家荣 |
| | 100 | 杂技史话 | 崔乐泉 | |
| 社会风俗系列（13种） | 101 | 宗族史话 | 冯尔康 | 阎爱民 |
| | 102 | 家庭史话 | 张国刚 | |
| | 103 | 婚姻史话 | 张 涛 | 项永琴 |
| | 104 | 礼俗史话 | 王贵民 | |
| | 105 | 节俗史话 | 韩养民 | 郭兴文 |
| | 106 | 饮食史话 | 王仁湘 | |
| | 107 | 饮茶史话 | 王仁湘 | 杨焕新 |
| | 108 | 饮酒史话 | 袁立泽 | |
| | 109 | 服饰史话 | 赵连赏 | |
| | 110 | 体育史话 | 崔乐泉 | |
| | 111 | 养生史话 | 罗时铭 | |
| | 112 | 收藏史话 | 李雪梅 | |
| | 113 | 丧葬史话 | 张捷夫 | |

| 系列名 | 序号 | 书　名 | 作　者 | |
|---|---|---|---|---|
| | 114 | 鸦片战争史话 | 朱谐汉 | |
| | 115 | 太平天国史话 | 张远鹏 | |
| | 116 | 洋务运动史话 | 丁贤俊 | |
| | 117 | 甲午战争史话 | 寇　伟 | |
| | 118 | 戊戌维新运动史话 | 刘悦斌 | |
| | 119 | 义和团史话 | 卞修跃 | |
| | 120 | 辛亥革命史话 | 张海鹏 | 邓红洲 |
| | 121 | 五四运动史话 | 常丕军 | |
| | 122 | 北洋政府史话 | 潘　荣 | 魏又行 |
| | 123 | 国民政府史话 | 郑则民 | |
| 近代政治史系列（28种） | 124 | 十年内战史话 | 贾　维 | |
| | 125 | 中华苏维埃史话 | 杨丽琼 | 刘　强 |
| | 126 | 西安事变史话 | 李义彬 | |
| | 127 | 抗日战争史话 | 荣维木 | |
| | 128 | 陕甘宁边区政府史话 | 刘东社 | 刘全娥 |
| | 129 | 解放战争史话 | 朱宗震 | 汪朝光 |
| | 130 | 革命根据地史话 | 马洪武 | 王明生 |
| | 131 | 中国人民解放军史话 | 荣维木 | |
| | 132 | 宪政史话 | 徐辉琪 | 付建成 |
| | 133 | 工人运动史话 | 唐玉良 | 高爱娣 |
| | 134 | 农民运动史话 | 方之光 | 龚　云 |
| | 135 | 青年运动史话 | 郭贵儒 | |
| | 136 | 妇女运动史话 | 刘　红 | 刘光永 |
| | 137 | 土地改革史话 | 董志凯 | 陈廷煊 |
| | 138 | 买办史话 | 潘君祥 | 顾柏荣 |
| | 139 | 四大家族史话 | 江绍贞 | |
| | 140 | 汪伪政权史话 | 闻少华 | |
| | 141 | 伪满洲国史话 | 齐福霖 | |

| 系列名 | 序号 | 书名 | 作者 | |
|---|---|---|---|---|
| 近代经济生活系列（17种） | 142 | 人口史话 | 姜涛 | |
| | 143 | 禁烟史话 | 王宏斌 | |
| | 144 | 海关史话 | 陈霞飞 | 蔡渭洲 |
| | 145 | 铁路史话 | 龚云 | |
| | 146 | 矿业史话 | 纪辛 | |
| | 147 | 航运史话 | 张后铨 | |
| | 148 | 邮政史话 | 修晓波 | |
| | 149 | 金融史话 | 陈争平 | |
| | 150 | 通货膨胀史话 | 郑起东 | |
| | 151 | 外债史话 | 陈争平 | |
| | 152 | 商会史话 | 虞和平 | |
| | 153 | 农业改进史话 | 章楷 | |
| | 154 | 民族工业发展史话 | 徐建生 | |
| | 155 | 灾荒史话 | 刘仰东 | 夏明方 |
| | 156 | 流民史话 | 池子华 | |
| | 157 | 秘密社会史话 | 刘才赋 | |
| | 158 | 旗人史话 | 刘小萌 | |
| 近代中外关系系列（13种） | 159 | 西洋器物传入中国史话 | 隋元芬 | |
| | 160 | 中外不平等条约史话 | 李育民 | |
| | 161 | 开埠史话 | 杜语 | |
| | 162 | 教案史话 | 夏春涛 | |
| | 163 | 中英关系史话 | 孙庆 | |

| 系列名 | 序号 | 书名 | 作者 |
|---|---|---|---|
| 近代中外关系系列（13种） | 164 | 中法关系史话 | 葛夫平 |
| | 165 | 中德关系史话 | 杜继东 |
| | 166 | 中日关系史话 | 王建朗 |
| | 167 | 中美关系史话 | 陶文钊 |
| | 168 | 中俄关系史话 | 薛衔天 |
| | 169 | 中苏关系史话 | 黄纪莲 |
| | 170 | 华侨史话 | 陈 民　任贵祥 |
| | 171 | 华工史话 | 董丛林 |
| 近代精神文化系列（18种） | 172 | 政治思想史话 | 朱志敏 |
| | 173 | 伦理道德史话 | 马 勇 |
| | 174 | 启蒙思潮史话 | 彭平一 |
| | 175 | 三民主义史话 | 贺 渊 |
| | 176 | 社会主义思潮史话 | 张 武　张艳国　喻承久 |
| | 177 | 无政府主义思潮史话 | 汤庭芬 |
| | 178 | 教育史话 | 朱从兵 |
| | 179 | 大学史话 | 金以林 |
| | 180 | 留学史话 | 刘志强　张学继 |
| | 181 | 法制史话 | 李 力 |
| | 182 | 报刊史话 | 李仲明 |
| | 183 | 出版史话 | 刘俐娜 |
| | 184 | 科学技术史话 | 姜 超 |

| 系列名 | 序号 | 书名 | 作者 |
|---|---|---|---|
| 近代精神文化系列（18种） | 185 | 翻译史话 | 王晓丹 |
| | 186 | 美术史话 | 龚产兴 |
| | 187 | 音乐史话 | 梁茂春 |
| | 188 | 电影史话 | 孙立峰 |
| | 189 | 话剧史话 | 梁淑安 |
| 近代区域文化系列（二种） | 190 | 北京史话 | 果鸿孝 |
| | 191 | 上海史话 | 马学强　宋钻友 |
| | 192 | 天津史话 | 罗澍伟 |
| | 193 | 广州史话 | 张苹　张磊 |
| | 194 | 武汉史话 | 皮明庥　郑自来 |
| | 195 | 重庆史话 | 隗瀛涛　沈松平 |
| | 196 | 新疆史话 | 王建民 |
| | 197 | 西藏史话 | 徐志民 |
| | 198 | 香港史话 | 刘蜀永 |
| | 199 | 澳门史话 | 邓开颂　陆晓敏　杨仁飞 |
| | 200 | 台湾史话 | 程朝云 |

# 《中国史话》主要编辑
## 出版发行人

**总 策 划**　谢寿光　　王　正

**执行策划**　杨　群　　徐思彦　　宋月华

　　　　　　　梁艳玲　　刘晖春　　张国春

**统　　筹**　黄　丹　　宋淑洁

**设计总监**　孙元明

**市场推广**　蔡继辉　　刘德顺　　李丽丽

**责任印制**　岳　阳